Magersucht überwinden

Neue Wege gehen und sich selbst lieben lernen
Für Betroffene und Angehörige

Judith Gottmann

TRIAS

Bibliografische Information der Deutschen Nationalbibliothek

Die Deutsche Nationalbibliothek verzeichnet diese Publikation in der Deutschen Nationalbibliografie; detaillierte bibliografische Daten sind im Internet über http://dnb.d-nb.de abrufbar.

1. Auflage 2022

TRIAS Verlag in Georg Thieme Verlag KG
Rüdigerstraße 14, 70469 Stuttgart, Germany
www.trias-verlag.de

Printed in Germany

Programmplanung: Celestina Filbrandt
Projektmanagement: Anja Bippus
Redaktion: Gabriele Gaßmann
Umschlaggestaltung: © Thieme
Bildnachweis:
Umschlagmotiv: © Iuliia/stock.adobe.com
Autorinnenfoto: © enzer-fotografie-fotoni
Zeichnungen: Susi Schaaf, Bellheim
Satz: Ziegler und Müller, text form files, Kirchentellinsfurt
Druck: Westermann Druck Zwickau GmbH, Zwickau

ISBN 978-3-432-11511-5 1 2 3 4 5 6

Auch erhältlich als E-Book:
eISBN (epub) 978-3-432-11512-2

Wo datenschutzrechtlich erforderlich, wurden die Namen und weitere Daten von Personen redaktionell verändert (Tarnnamen). Dies ist grundsätzlich der Fall bei Patienten, ihren Angehörigen und Freunden, z. T. auch bei weiteren Personen, die z. B. in die Behandlung von Patienten eingebunden sind.

Thieme wendet sich gleichermaßen an Menschen jeder Geschlechtsidentität und nennt Autor*innen konkrete Beispiele, wie sie alle Lesenden gleichberechtigt ansprechen können. Die Ansprache aller Menschen ist ausdrücklich auch dort intendiert, wo im Text (etwa aus Gründen der Leseleichtigkeit, des Text-Umfangs oder des situativen Stil-Empfindens) z. B. nur ein generisches Maskulinum verwendet wird.

TRIAS, einer der führenden Ratgeberverlage im Bereich Gesundheit, gehört zur Thieme Gruppe, marktführender Anbieter medizinischer Fachinformationen und Services. Anspruch der Thieme Gruppe ist es, den im Gesundheitswesen tätigen Berufsgruppen sowie allen an Gesundheit Interessierten genau die Informationen und Angebote bereitzustellen, die sie in einer bestimmten Arbeitssituation oder Lebensphase benötigen. Durch die hohe Qualität und zielgruppenspezifische Relevanz der angebotenen Leistungen bereitet Thieme den Weg für eine bessere Medizin und mehr Gesundheit im Leben.

Thieme

Die Autorin

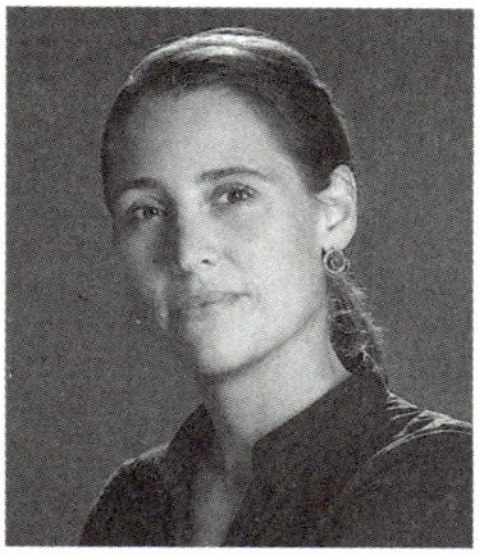

Judith Gottmann erkrankte selbst im Alter von dreizehn Jahren an Magersucht. Nach vielen gescheiterten Therapieversuchen und einem Auszug aus dem familiären Zuhause konnte die Erkrankung fünf Jahre später geheilt werden. Seitdem hat sie sich mit den verschiedensten Therapieformen beschäftigt und mehrere psychotherapeutische Ausbildungen absolviert, um ihr Wissen und ihre Erkenntnisse an Betroffene weitergeben zu können. Heute ist sie Heilpraktikerin für Psychotherapie, wingwave®-Coach, Ganzheitliche Ernährungsberaterin und unterrichtet am Gymnasium in Buchloe die Fächer Französisch und Englisch. Mehr erfahren Sie unter: www.judithgottmann.de

Inhalt

Liebe Leserin, lieber Leser,

mit diesem Buch möchte ich die Erfahrung weitergeben, dass sich der Weg aus der Magersucht lohnt: Das Leben wird danach nicht plötzlich rosig, dafür aber bunt und echt – und vor allem sehr viel weniger anstrengend.

Trotz der Schwere der Krankheit wollte ich ein Buch schreiben, das vor allem die Kraft und das Potenzial dieser betroffenen Menschen in den Vordergrund stellt. Magersucht ist in erster Linie Angst – und Angst ist immer gebundenes Potenzial. Mein Ziel war es, ein Buch zu schaffen, das die Erkrankung aus einer neuen und größeren Perspektive darstellt und den Menschen, die dieses Buch lesen, Mut macht.

Wenn wir an unserem Leben verzweifeln, dann deshalb, weil wir eine ungünstige Perspektive gewählt haben. Unser Leben gleicht einer Geschichte und jede Geschichte wird immer aus einer bestimmten Sichtweise erzählt. Diese bestimmt, was erzählt wird und wie es erzählt wird. Das ist wie beim Fotografieren. Der Fotograf wählt aus, was er fotografieren und wie er es fotografieren möchte. Er muss eine Perspektive wählen. Wenn wir also unsere eigene Geschichte erzählen, können wir sie über die Wahl unserer Blickrichtung in ein eher dunkleres oder in ein eher helleres Licht rücken. Es ist unsere Wahl.

Mit diesem Buch habe ich meine eigene Geschichte so lange umgeschrieben, bis die für mich stimmigste und kraftvollste Version entstanden ist. Und ich hoffe, dass Sie sich beim Lesen eingeladen fühlen, mit Ihrem Leben das Gleiche zu tun und Ihre Geschichte umschreiben – so lange, bis Sinn entsteht und bis alles darin seinen Platz gefunden hat. Wie Sie dabei genau vorgehen können, sehen wir uns ab dem zweiten Kapitel näher an.

Nach der Einführung möchte ich Ihnen zunächst erklären, welche Überlegungen mich dazu gebracht haben, dieses Buch zu schreiben und für wen es gedacht ist. Fangen wir also ganz von vorne an.

Die Erkrankung, um die es hier geht, ist komplex und sie gilt als schwer therapierbar. Wenn sie nicht rechtzeitig und nicht angemessen behandelt wird, kann sie zu dauerhaften körperlichen, seelischen und sozialen Schädigungen führen. Magersucht neigt zur Chronifizierung und zum Übergang in andere psychische Krankheiten wie Angststörungen, Depression oder diverse andere Suchtformen. Infolge der Mangelernährung kann es zu Organschäden oder schweren Infektionen kommen. Viele Betroffene sterben an den körperlichen Folgen der Erkrankung. Andere sterben durch Suizid, vor allem, wenn sie zusätzlich an einer schweren Depression leiden. Die Magersucht zählt zu den psychischen Erkrankungen mit der höchsten Sterblichkeit.

Was bedeutet es nun, diese Erkrankung zu bewältigen?

Wie jede andere Form von Sucht stellt auch die Anorexia nervosa[1] die Betroffenen vor eine dreifache Herausforderung: Zum einen geht es um den Ausstieg aus der Sucht, zum anderen um die Bewältigung der darunterliegenden Themen und schließlich um die Entwicklung einer neuen Perspektive. Die Tatsache, dass ein Mensch keinen Alkohol mehr trinkt, keine Zigaretten mehr raucht oder – wie im Fall der Magersucht – wieder normal essen kann und sein Gewicht hält, bedeutet noch lange nicht, dass er seine Sucht auch bewältigt hat.

Vielen Betroffenen gelingt es nicht, ihre Erkrankung vollständig aufzuarbeiten und dauerhaft gesund zu bleiben. Magersucht ist vielschichtig und die Rückfallquote entsprechend hoch.[2]

Warum ist es so schwierig, aus dieser Erkrankung auszusteigen?

Ein entscheidender Faktor ist die Tatsache, dass die Erkrankung sehr stark mit Selbstwert- und Autonomiekonflikten verbunden ist. Viele Betroffene begeben sich aus Gründen der Scham oder der fehlgeleiteten Selbstbehauptung gar nicht, nicht von selbst beziehungsweise nicht rechtzeitig in Beratung oder Behandlung. Häufig vergehen Jahre, bis es zu einer hilfreichen therapeutischen Interaktion kommt.[3] Die krankhaften Muster haben sich in dieser Zeit weiter verfestigt und sind dementsprechend schwieriger zu therapieren.

Ebenfalls mit Selbstwert- und Autonomiekonflikten verbunden ist die Problematik, dass die Betroffenen in der Therapie häufig nicht wirklich in der Lage sind zu kooperieren. Sie stehen auch in der Therapie unter enormem Leistungsdruck und möchten ein »guter« Patient sein, der schnell versteht, alles umsetzen kann und eigentlich nicht wirklich Hilfe braucht. Sie stellen daher kaum Fragen und trauen sich oft nicht, ihre wahren Gefühle preiszugeben – sofern sie diese überhaupt noch spüren können. Oft verstehen sie bestimmte Inhalte nur auf einer rein kognitiven Ebene, schaffen es jedoch nicht, die neuen Erkenntnisse auch umzusetzen und fallen daher über kurz oder lang in die alten Verhaltensmuster zurück. Dies gilt auch für Betroffene, die sich einer stationären Therapie unterziehen und nach diesem Aufenthalt meist motiviert die Klinik verlassen. Sie haben in einem geschützten Umfeld viel Zeit mit Gleichgesinnten und Therapeuten verbracht und fühlen sich am Ende des Aufenthaltes in der Lage, das Erlernte nun auch in ihrer gewohnten Umgebung umzusetzen. Wieder in ihrem Alltag angekommen, sehen sie sich dann meist mit denselben Strukturen und Situationen konfrontiert, in denen die Krankheit entstanden ist. Obwohl sie nach der stationären Therapiephase im Regelfall weiterhin psychologisch betreut werden, verschlechtert sich in dieser Zeit häufig die Prognose. Die hohen Rückfallzahlen werfen an dieser Stelle natürlich die Frage auf, wie wirksam eine Therapie letztendlich war.

Was macht eine Therapie mehr oder weniger wirksam?

Ich gehe davon aus, dass eine Therapie umso wirksamer ist, je mehr sie den Menschen in seiner Ganzheit anspricht. Über intellektuelles Verstehen ist diese Erkrankung nicht zu heilen. Es ist wissenschaftlich erwiesen, dass unser Unterbewusstsein eine sehr machtvolle psychische Instanz ist. Ungefähr 95 Prozent unserer Handlungen kommen aus dem Unterbewusstsein. Es ist demnach um einiges mächtiger als unser Verstand. Gerade in anspruchsvollen Situationen und Krisensituationen greifen sehr schnell die alten Programme des Unterbewusstseins und wir haben meist keine Möglichkeit mehr, hier mit dem Verstand gegenzusteuern. Für die Therapie der Magersucht bedeutet dies, dass letztlich das ganze innere System einer betroffenen

Person dazu gebracht werden muss, neue und gesunde Wege einzuschlagen. Wirkt eine Therapie nur an der Oberfläche, kommen die Betroffenen zwar in guten Zeiten mit ihrem Leben zurecht und fühlen sich geheilt, in Krisen- oder Umbruchzeiten werden jedoch augenblicklich die alten Programme aktiviert und die Betroffenen fallen in ihre ursprüngliche Hilflosigkeit zurück.

Wann erfasst eine Therapie das gesamte innere System eines Menschen?

Die Erfahrung zeigt, dass eine Therapie dann auf allen Ebenen wirkt, wenn sie einen Menschen in dem, was er ist, berührt und ihn an dem Punkt abholt, an dem er steht. Um dauerhaft wirksam zu sein, muss eine Therapie der Tiefe der Erkrankung gerecht werden. Menschen, die an Magersucht erkrankt sind, haben sich auf sehr existenzielle Weise verloren. Sie sind mit ernsthaften und tiefgehenden Fragen beschäftigt – auch wenn sie diese Fragen nicht immer deutlich formulieren können. Sie befinden sich dadurch in einer Art Dauerstress und sind dabei, ihr Leben aufzugeben, da sie es für sinnlos halten und keinen Weg sehen, sich aus dieser Sinnlosigkeit zu befreien. Letztendlich ist die Erkrankung ein Kampf gegen das Leben selbst und eine Suche nach dem Sinn – nach dem Sinn der eigenen Existenz, aber auch der Existenz an sich.

Ich gehe daher in diesem Buch von folgenden Annahmen aus. Wirklich und dauerhaft gesund wird,

- wer den Sinn einer Krise und damit auch den Sinn der eigenen Erkrankung versteht.
- wer seine eigenen und ganz persönlichen Antworten auf die wesentlichen Fragen des Lebens gefunden hat: Wer bin ich eigentlich? Wozu bin ich hier? Welchen Sinn hat das Leben?
- und wem es dadurch gelingt, eine Haltung zu entwickeln, die dem Leben Vertrauen entgegenbringt.
- wer genau verstanden hat, wie er in die momentane Situation gekommen ist.
- wer in der Lage ist, klar und bewusst die eigenen inneren Prozesse zu beobachten.

- wer gelernt hat, das eigene Stressempfinden wahrzunehmen und diesen Stress auf eine gesunde Art und Weise selbst zu regulieren.
- wer sich wieder aus seinem tiefsten Inneren heraus freuen kann.
- wer erfüllte und nahe Beziehungen führt.
- wer den Weg in ein gesundes Leben aus einem guten Grund heraus antritt.

Was aber ist ein guter Grund? Hier gibt es verschiedenste Möglichkeiten. Eine betroffene Person kann beispielsweise den Weg aus der Erkrankung wählen, um möglichst schnell aus der Klinik entlassen zu werden, um den Schulabschluss machen zu können oder auch anderen Personen zuliebe. Was all diese Gründe gemeinsam haben, ist, dass sie sich durchwegs im Außen verankern, und zwar kurzfristig hilfreich sein können, langfristig aber an Wirksamkeit verlieren. Erfahrungsgemäß gibt es nur einen einzigen Grund, der dauerhaft trägt und der auch in allen weiteren Lebenslagen bestehen bleibt: Eine betroffene Person wählt den Weg aus der Erkrankung, weil sie es sich selbst wert ist. Wirklich und dauerhaft gesund wird daher nur, wer gelernt hat, sich selbst zu lieben – auch und gerade in der Krise.

Wozu noch ein Buch zu diesem Thema?

Sich selbst lieben zu lernen ist für Menschen, die an Magersucht erkrankt sind, keine leichte Aufgabe. Sie sind verzweifelt auf der Suche nach dem eigenen Ich, finden sich jedoch immer wieder einem Nichts gegenüber. In der Therapie muss es daher darum gehen, diesen Verlust der eigenen Identität und die überwältigende Ohnmacht vor dem eigenen Leben auf tiefster Ebene zu heilen und die Betroffenen in dem zu verankern, was sie eigentlich sind, was unser Menschsein ausmacht und was uns mit allen anderen Menschen verbindet. Die Betroffenen brauchen ein inneres Bild ihres ureigenen Wesens und Potenzials, das in der Lage ist, ihnen eine neue Richtung in ihrem Leben vorzugeben.

Meine Überlegungen gehen deswegen davon aus, dass eine Therapie umso tiefer wirkt, je mehr sie eine Dimension unseres Menschseins mit einbezieht, die über die Ebene der Persönlichkeit hinausgeht. Im Folgenden möchte ich diese Dimension als die seelische Ebene unseres Daseins bezeichnen. Diese Ebene macht unser wahres Sein aus und ist größer als alles, was wir mit unseren Sinnen konkret erfahren können. Wir kommen darauf im zweiten Kapitel zurück. In der Therapie ist die Integration dieser Ebene von besonderer Bedeutung, da sie es erlaubt, ein und dieselbe Situation aus verschiedenen Perspektiven zu betrachten. So wird eine neue Dimension von Heilung ermöglicht. Die meisten Klientinnen[4] können diese Dimension ganz klar in sich spüren – selbst in Momenten größter Verzweiflung. Eine größere Ressource wird daher in der Therapiearbeit nicht zu finden sein.

Ich bin der Ansicht, dass die in einigen Büchern beschriebene Einübung von Konfliktbewältigungsstrategien erst dann wirksam ist, wenn die erkrankte Person tatsächlich in der Lage ist, den Sinn im eigenen Dasein zu sehen. Ohne diese Voraussetzung wird es schwierig, den Weg aus der Erkrankung ganz zu gehen. Ziel der in diesem Buch vorliegenden Überlegungen ist es, diesen Weg ganz zu beschreiben und die bereits existierenden Bücher zum Thema Magersucht um diese seelische Dimension zu erweitern.

Je länger ich an diesem Buch geschrieben habe, desto selbstverständlicher ist diese Ebene für mich geworden. Ich denke, dass die Arbeit mit dieser Ebene keine Frage des Glaubens ist, sondern dass jeder Mensch diese weitere Dimension in sich spürt – auf seine ganz persönliche Art und Weise. Einige Menschen spüren sie vor allem in der Musik oder in der Kunst, andere in der Religion, wieder andere in der Meditation oder beim Sport – wo auch immer. Jeder fühlt anders und jeder würde dieses Gefühl natürlich mit seinen eigenen Worten beschreiben. Letztendlich ist diese weitere Dimension unseres Menschseins nur schwer über unsere gewöhnlichen Sinne zu erfahren und daher auch kaum in Worte zu fassen. Um dieses Buch schreiben zu können, musste ich mich dennoch auf verschiedene Begriffe wie »Geist« oder »Seele« festlegen. Fühlen Sie sich bitte frei, diese Begriffe durch Ihre eigenen Worte oder Gefühle zu ersetzen, wenn das für Sie passender ist.

Für wen ist dieses Buch?

In erster Linie habe ich dieses Buch für Menschen geschrieben, die an Magersucht erkrankt sind oder erkrankt waren. Ich hoffe, dass meine Ausführungen den Betroffenen helfen, sich selbst neu zu finden und ein Gefühl für den eigenen Wert zu bekommen. Ich wünsche mir weiterhin, dass sie Menschen dabei unterstützen, eine stabile Orientierung in sich selbst aufzubauen, aus der heraus sie die Anforderungen des Lebens bewältigen können. In einer Welt, die täglich komplexer wird, ist es schwierig, eine Orientierung im Außen zu finden. Der Weg kann daher nur darin bestehen, in sich selbst klar und zentriert zu sein.

Ein grundlegender Teil der Erkrankung muss ohne jeden Zweifel in psychotherapeutischen Sitzungen aufgearbeitet werden. Das vorliegende Buch kann keinen Arztbesuch und keine Therapie ersetzen. Es hilft aber, den Weg aus der Krankheit als einen Lernprozess anzusehen. Jeder, der eine schwere und langandauernde Suchterkrankung durchlebt hat, weiß, dass es nicht genügt, einmal in der Woche zum Therapeuten zu gehen. Letztendlich stehen die Betroffenen vor der Aufgabe, die alten Muster Schritt für Schritt immer wieder loszulassen und sich jeden Tag neu für einen konstruktiven und gesunden Weg zu entscheiden.

In zweiter Linie habe ich dieses Buch für die Eltern und Angehörigen der Betroffenen geschrieben. Familien, in denen ein Mitglied an Magersucht erkrankt ist, befinden sich in einer absoluten Notsituation: Sie sehen zu, wie ein geliebter Mensch immer mehr an Gewicht verliert und plötzlich skelettartige Züge annimmt. Eltern, Großeltern und Geschwister – alle möchten helfen, wissen aber nicht wie. Die zunehmende Abmagerung und dadurch häufig vorhandene körperliche Gefährdung der Betroffenen macht es vor allem für die Eltern schwierig, am Esstisch die Ruhe zu bewahren. Hier kann es zu sehr anspruchsvollen Situationen kommen, gerade wenn die Betroffenen im Vorfeld versprochen haben, mehr zu essen, dies dann aber in der konkreten Situation doch nicht tun. Die Familien tendieren dazu, sich in langwierigen Diskussionen zu verfangen, die sich immer um ähnliche Themen drehen, selten jedoch zu einem neuen und konstruktiven Miteinander führen. Im Gegenteil – die Situation wird immer verfahrener und alle Beteiligten werden immer angespannter.

Vor Ausbruch der Erkrankung werden diese Familien oft als sogenannte Bilderbuchfamilien beschrieben. Dieser Umstand macht es umso schwerer, die Tatsache zu akzeptieren, dass (scheinbar) plötzlich ein Mitglied der Familie deutlich sichtbar psychisch und körperlich erkrankt. Meist haben alle Beteiligten große Angst davor, psychotherapeutische Beratung in Anspruch zu nehmen. Gerade daher ist Aufklärung so wichtig. Ich möchte Ihnen mit diesem Buch einen Überblick über die Themen geben, die in einer Therapie möglicherweise auf Sie zukommen. Die Erkrankung ist vielschichtig und steht in engem Zusammenhang mit den Mustern des sozialen Miteinanders in einer Familie. Nur durch Offenheit, Selbsterkenntnis und Selbstreflexion kann es einer Familie gelingen, zu einem neuen Miteinander zu kommen, in dem die Krankheit überflüssig geworden ist. Das Buch soll als Arbeitsgrundlage dienen, um offene und ehrliche Gespräche zu führen und so eine neue Verbindung zwischen den einzelnen Familienmitgliedern entstehen zu lassen.

In den meisten Familien, in denen Magersucht auftritt, geht es früher oder später um Fragen der Schuld. Die Schuldfrage stellt sich sowohl bei den Klientinnen selbst wie bei den Eltern. Die Betroffenen sind der Ansicht, sie hätten durch die Krankheit die scheinbar perfekte Familie zerstört. Und die Eltern fragen sich, was sie bis zu diesem Punkt falsch gemacht haben, dass gerade ihr Kind magersüchtig wird. Ein Ziel dieses Buches ist es darzustellen, dass Fragen der Schuld in diesem Zusammenhang nicht zielführend sind. Vielmehr geht es darum, die momentane Situation anzunehmen und sie gemeinsam bestmöglich zu gestalten.

Und schließlich wendet sich dieses Buch an Therapeuten. Ich hoffe, Sie finden im Folgenden einige Erklärungen, die Sie die Erkrankung noch tiefer verstehen lassen, und Ideen, die mit Ihren eigenen Therapieformen kombinierbar sind.

Wie ist das Buch aufgebaut?

Im ersten Kapitel wird in die Thematik eingeführt und die Erkrankung wird zunächst nach den Diagnosekriterien der ICD-10 (Internationale statistische Klassifikation der Krankheiten) beschrieben. Es folgt eine komprimierte Darstellung der Dynamik der Erkrankung innerhalb des Familiensystems. Den Abschluss des ersten Kapitels bildet eine tiefer gehende Betrachtung der Essensthematik.

Das zweite Kapitel stellt die beiden großen Ressourcen dar, welche die Grundlage für alle weiteren hier dargestellten Überlegungen bilden: die seelische Ebene eines Menschen und die Macht unseres Bewusstseins. Jeder von uns besitzt einen unantastbaren Kern, der größer und freier ist als alles, was in unserem alltäglichen Leben zum Ausdruck kommt. Jeder besitzt weiterhin ein Bewusstsein, das es uns erlaubt, verschiedene Perspektiven auf ein und dieselbe Situation einzunehmen und klar zu überblicken, was passiert. Je bewusster wir sind und je mehr wir unser Leben aus einer seelischen Perspektive betrachten können, desto mehr Sinn erfahren wir und desto weniger Dramen erleben wir auf der persönlichen Ebene.

Die seelische Ebene mit einzubeziehen impliziert nicht, der persönlichen Ebene weniger Bedeutung zukommen zu lassen. Daher beschäftigen wir uns im dritten Kapitel noch einmal genauer mit der Ebene der Persönlichkeit. Hier geht es um die Frage, wie wir die Realität, in der wir leben, letztendlich selbst konstruieren und wie wir kraft unseres Bewusstseins aus diesen Programmierungen auch wieder aussteigen können. Die Erkrankung wirkt in hohem Maße selbstzerstörerisch. Die Betroffenen müssen daher in die Lage versetzt werden, ihre krankhaften Muster auch in zukünftigen Situationen schnell wiederzuerkennen. Je mehr sie zu Experten ihrer eigenen Schwierigkeiten werden, desto leichter wird sichtbar, dass hinter der Vielzahl an belastenden Themen oft nur einige wenige Grundstrukturen stecken. Es ist sehr viel motivierender, drei bis vier Grundthemen anzugehen, als den ganzen Tag von scheinbar neuen Problemen überflutet zu werden. Insofern fördert Wissen über die Krankheit die Fähigkeit, die eigenen Themen selbstbestimmt und selbstverantwortlich anzugehen.

Das folgende vierte Kapitel konzentriert sich auf unsere inneren Prozesse und wie wir sie nutzen können, um ein stabiles und gesundes Zentrum in uns selbst aufzubauen. Je besser wir verstehen, wie unsere Wahrnehmung, unser Denken und unser Fühlen funktionieren, und je mehr wir diese Prozesse beobachten können, desto eher können wir auch in konstruktiver Weise auf sie Einfluss nehmen.

Die Steuerung der eigenen inneren Prozesse fällt leichter, wenn wir eine ungefähre Vorstellung davon haben, wohin die Reise gehen soll. Darum betrachten wir im fünften Kapitel die Anzeichen in unserem Leben, die ein erster Hinweis darauf sind, dass wir uns auf unserem eigenen Weg befinden.

Einen großen Teil unserer Reise machen die Menschen aus, die uns auf unserem Weg durch das Leben begleiten. Das sechste Kapitel beschäftigt sich daher ausführlich mit dem tieferen Sinn von Beziehungen und der Kunst, sich sowohl in der Beziehung zu sich selbst als auch in der Beziehung zu anderen Menschen sicher zu fühlen.

Den Abschluss des Buches bilden Überlegungen zur Individualität des Menschen. Je mehr ein Mensch weiß, was ihn selbst ausmacht und worin sein eigenes Potenzial besteht, desto leichter kann er sich in diesem Potenzial auch für andere sichtbar machen.

Jeder Teil des Buches ist sowohl für betroffene Menschen wie auch deren Angehörige und Therapeuten geschrieben. Einige Passagen richten sich in erster Linie an von der Erkrankung betroffene Personen. Diese Abschnitte beginnen mit dem Zeichen und sind in der Du-Form verfasst, da es sich so persönlicher und näher anfühlt. Sie sind zudem farbig hinterlegt, um sich besser vom Rest des Textes abzuheben.

Das vorliegende Buch ist als Arbeitsbuch konzipiert. In fast allen Kapiteln finden Sie daher verschiedenste Fragen, die entweder an die ganze Familie, an die Eltern oder an die Betroffenen selbst gerichtet sind. Gute Fragen haben das Potenzial, die Aufmerksamkeit in eine neue Richtung zu lenken und das Bewusstsein zu weiten. Sie dienen in diesem Buch als Anregung, sich mit der beschriebenen Thematik eingehender zu beschäftigen.

Die Fragen, die sich an Sie gemeinsam als Familie richten, dienen dazu, das gegenseitige Verständnis und das Gefühl der Verbundenheit innerhalb der Familie zu stärken. Diese Verbundenheit ist für ein an Magersucht erkranktes Familienmitglied von besonders großer Bedeutung – auch wenn es im Außen nicht immer danach aussieht.

Jeder Mensch verfügt über die Kraft, sich selbst zu heilen. Dabei hat jeder einen anderen Zugang zu seinen eigenen Heilungskräften und jeder greift dabei auf unterschiedliche Ressourcen zurück. Jeder lernt anders. Gemeinsam ist uns allen aber, dass wir Anschauungsmaterial brauchen, um wirklich gut lernen zu können. Sie finden deshalb in diesem Buch eine Sammlung verschiedenster Texte, Geschichten und Übungsanregungen – in der Hoffnung, dass Sie an der einen oder anderen Stelle Lust bekommen, die beschriebene Thematik weiter zu vertiefen.

Die Krankheit aufrechtzuerhalten erfordert ein Höchstmaß an Anstrengung, Kraft und Disziplin. Das vorliegende Buch ist eine Einladung an die Betroffenen, diese Kräfte in eine neue Richtung zu lenken, die eigene Situation aus anderen Perspektiven zu betrachten und die Reise zu sich selbst neu anzutreten – im Vertrauen darauf, dass sich der Weg lohnen wird.

Das Buch ist darüber hinaus eine Einladung an die ganze Familie, diesen Weg gemeinsam zu gehen und die Entwicklungsmöglichkeit, die diese Erkrankung bietet, anzunehmen.

»Möge das Leben Ihnen aufgehen, Tür um Tür, mögen Sie in sich die Fähigkeit finden, ihm zu vertrauen, und den Mut, gerade dem Schweren das meiste Vertrauen zu geben … Was von uns verlangt wird, ist, dass wir das Schwere lieben und mit dem Schweren umgehen lernen.«

Rainer Maria Rilke

1 Beschreibung des Krankheitsbildes

Der Soziologe Aaron Antonovsky hat Mitte des letzten Jahrhunderts untersucht, was Menschen brauchen, um dauerhaft gesund und stabil zu bleiben. Ein wesentliches Ergebnis dabei war, dass das Fundament der Gesundheit eines Menschen die Erfahrung von Stimmigkeit (Kohärenz) ist. Dieses Gefühl stellt sich immer dann ein, wenn wir die Ereignisse unseres Lebens verstehen können, wenn wir den Sinn darin sehen und wenn wir das Gefühl haben, die Herausforderungen unseres Lebens gut meistern zu können.

In Bezug auf die vorliegende Erkrankung bedeutet dies, dass wir diese Krise dann am besten bewältigen können, wenn die drei folgenden Voraussetzungen erfüllt sind:

- Wir verstehen, wie wir in die momentane Situation gekommen sind und was gerade mit uns passiert.
- Wir sehen den Sinn in dieser Situation.
- Der Weg aus der Krise erscheint uns machbar und wir kennen die Ressourcen, die uns auf diesem Weg zur Verfügung stehen.

Wir werden all diese Voraussetzungen im Laufe des Buches näher betrachten und wir beginnen in diesem ersten Kapitel mit dem Verstehen der vorliegenden Erkrankung. Dafür habe ich die wesentlichsten Erkenntnisse aus den bisher erschienenen Veröffentlichungen zum Thema Magersucht zusammengefasst und mit meinen eigenen Erfahrungen verbunden. Ich hoffe, dass Sie so einen ersten Überblick über die Themen erhalten, die sich im Rahmen dieser Erkrankung stellen.

Auch wenn das Potenzial, das hinter der Erkrankung steht, in diesem ersten Kapitel des Buches noch wenig sichtbar wird, ist es dennoch eine wichtige Ausgangsbasis für alle weiteren Überlegungen.

Diagnosekriterien und mögliche Folgen der Erkrankung

Zunächst sehen wir uns an, wann die Diagnose Magersucht nach der Internationalen Klassifikation psychischer Störungen (ICD-10) gestellt wird und welche Folgen sich aus der Erkrankung ergeben können.

Das entscheidende Diagnosekriterium ist in erster Linie ein absichtlich herbeigeführter Gewichtsverlust.[5] Bei 15 Prozent unter dem für das Alter und die Körpergröße zu erwartenden Gewicht besteht der Verdacht auf Magersucht. Als lebensbedrohlich gilt ein Gewichtsverlust von 40 Prozent. Dabei leiden die Betroffenen unter einer ausgeprägten Körper-Schema-Störung – einer verzerrten Wahrnehmung des eigenen Körpers als »zu dick« – obwohl sie bereits an (extremem) Untergewicht leiden. Als weiteres diagnostisches Kriterium nennt die ICD-10 eine umfassende endokrine Störung, die sich bei Frauen als Amenorrhö (Ausbleiben der Regelblutung), bei Männern als Interessenverlust an der Sexualität und als Potenzverlust zeigt. Bei Beginn der Erkrankung vor der Pubertät ist die Abfolge der Pubertätsentwicklung meist verzögert. Zu den Symptomen gehören weiterhin eine sehr eingeschränkte Nahrungsmittelauswahl und übertriebene körperliche Aktivitäten.

Die ICD-10 unterscheidet zwischen einer Anorexie ohne aktive Maßnahmen zur Gewichtsabnahme (asketischer/restriktiver/passiver Typ) und einer Anorexie mit aktiven Maßnahmen zur Gewichtsabnahme (aktiver/bulimischer Typ). Bei der ersten Form wird die Gewichtsabnahme durch Fasten und übermäßige körperliche Betätigung herbeigeführt. Die Betroffenen halten ihr Fasten durch und es kommt nicht zu zwischenzeitigen Essanfällen. Bei der aktiven Form dagegen werden die Hungerperioden durch vereinzelte Essanfälle unterbrochen.[6] Um die Nahrung anschließend möglichst schnell wieder loszuwerden, erbrechen sie, verwenden Abführmittel oder Medikamente zur vermehrten Ausscheidung von Wasser.

Kommen wir nun zu den Folgen der Erkrankung. Sowohl beim aktiven als auch beim passiven Typ stellt sich der Organismus auf die Bedingungen der chronischen Mangelernährung ein und schaltet gewissermaßen auf Sparflamme. Die Körpertemperatur erniedrigt sich, der Blutdruck senkt sich und der Puls verlangsamt sich. Nachdem sich der Körper infolge des schwindenden Fettgewebes nicht mehr gegen Kälte oder Hitze schützen kann, entwickelt sich mit der Zeit eine flaumartige Behaarung (Lanugohaar) an den Unterarmen und am Rücken, manchmal auch an den Wangen. Der Stoffwechsel wird gesenkt und die Magen-Darm-Tätigkeit verringert sich. Zu einem späteren Zeitpunkt kann es zu Haarausfall, Schwächeanfällen, Schlafstörungen, Konzentrationsstörungen und (zum Teil lebensbedrohlichen) Störungen im Elektrolythaushalt kommen. In einigen Fällen kann man bei einem Computertomogramm des Gehirns eine abnorme Erweiterung der Flüssigkeitsräume sehen.

Psychisch zeigt sich mit Fortschreiten der Erkrankung eine allgemeine Verschlechterung des Befindens. Gereiztheit, schwere depressive Verstimmungen und Suizidgedanken tauchen auf. Die Denkstrukturen werden zunehmend rigider und kreisen um einige wenige Themen.

Die Grenzen zwischen bulimischem und magersüchtigem Verhalten sind in vielen Fällen fließend. So kann es im Verlauf einer Magersucht zu bulimischen Phasen kommen und im Verlauf einer Bulimie zu länger andauernden Hungerperioden. Auffallend ist weiterhin, dass sich bei ungefähr 50 Prozent der Bulimikerinnen eine Magersucht in der Vorgeschichte findet.

Ursachen und Therapiemöglichkeiten

Für die Ursachen der Anorexia nervosa gibt es bis heute kein allgemeingültiges Erklärungsmodell. Meist entsteht die Krankheit durch das Zusammenwirken mehrerer Faktoren. Diese sind in erster Linie in der Persönlichkeit der Betroffenen, in der Familie und in der Entwicklungsphase der Pubertät zu suchen.[7] Je nach Einzelfall muss die Beteiligung dieser Faktoren jeweils individuell eingeschätzt werden. Da von der Erkrankung in erster Linie das weibliche Geschlecht betroffen ist, ist davon auszugehen, dass auch dem Schönheits- und Schlankheitsideal der Gesellschaft eine verstärkte Bedeutung zukommt. Wir leben heute in einer Leistungsgesellschaft, in der es darum geht, jung, erfolgreich und möglichst makellos zu sein. Das Haupterkrankungsalter ist die Pubertät, in der die Jugendlichen auf der Suche nach sich selbst sind und in der sie versuchen, sich an dieses Schönheits- und Leistungsideal anzupassen.[8]

In einigen Fällen können zudem einschneidende Ereignisse hinzukommen, wie beispielsweise der Tod eines geliebten Menschen oder das Verlassenwerden von einem Partner.

Diese Ereignisse können als Auslöser wirken, stellen jedoch selten die eigentliche Ursache der Erkrankung dar. Die genaue Entstehung der Erkrankung ist sehr komplex und bleibt bis heute unklar.

Wenn wir uns die Therapiemöglichkeiten ansehen, so werden hier unter anderem körperliche Rehabilitation, Psychoedukation, Einzelpsychotherapie, Einbezug der Familie und medikamentöse Therapie empfohlen.[9] Der Schweizer Kinderarzt Remo Largo schreibt dazu: »Dieser Rundumschlag an Therapien deutet darauf hin, dass keine von ihnen einen durchschlagenden Erfolg vorweisen kann und auch kein überzeugendes Krankheitsmodell existiert. Bemerkenswerterweise gibt es einen Faktor, der unabhängig von der Art der Behandlung wirkt: eine vertrauensvolle Beziehung zwischen dem magersüchtigen Mädchen und der Therapeutin.«[10]

Was diese Aussage zeigt, ist, dass Heilung letztendlich primär über eine neue Beziehungserfahrung erfolgt. Jeder Mensch möchte in erster Linie verstanden und in seinem Wert anerkannt werden. Erst wenn dieses Bedürfnis erfüllt ist, wird er sich auch für den weiteren Therapieweg öffnen. Im sechsten Kapitel werden wir sehen, wie es gelingen kann, neue Beziehungserfahrungen zu machen – nicht nur in der Therapie.

Im Folgenden betrachten wir die Dynamik der Erkrankung vor allem in Bezug auf die Persönlichkeit der Betroffenen. Auch wenn hier keine allgemeingültigen Aussagen getroffen werden können, so lassen sich doch mit großer Wahrscheinlichkeit bestimmte gemeinsame Charakteristika finden: »Die Jugendlichen kamen aus höchst unterschiedlichen Lebenszusammenhängen, doch bei unserer ersten Begegnung stellte ich immer wieder fest, dass sie überraschend gleich aussahen, sich gleich verhielten und gleich sprachen.«[11]

Die Dynamik der Erkrankung

Die Grundlage unserer Einstellung zum Leben ist unser Selbstwertgefühl. Es entsteht aus der Summe der Erfahrungen, die wir in unserem Leben machen. Mit den Erfahrungen speichern sich in uns die entsprechenden Überzeugungen und Gefühle ab, die aus diesen Erlebnissen entstanden sind. Zu diesen Gefühlen haben wir meist keinen direkten Zugang, da wir uns an viele Erfahrungen nicht mehr bewusst erinnern können und somit gar nicht wissen, dass wir sie in uns tragen. Sie sind in unserem Unterbewusstsein gespeichert und beeinflussen unser Leben und unser Selbstbild, ohne dass wir davon bewusst etwas mitbekommen.

Es gibt Menschen, die sich auf Basis der bisherigen Erfahrungen in ihrem Leben geliebt, stark und willkommen fühlen. Sie haben ein sogenanntes Urvertrauen in das Leben selbst. Das Selbstwertgefühl von Menschen, die an Magersucht erkranken, ist dagegen extrem schwach ausgeprägt. Sie fühlen sich auf tiefster Ebene nicht gut genug und sind von einem ständigen Gefühl eigener Wertlosigkeit begleitet. Die Betroffenen sehen nahezu alles, was ihnen im Außen begegnet, als Beweis ihrer eigenen Unfähigkeit an und leben in der ständigen Angst, der scheinbar perfekten Familie, in die sie hineingeboren worden sind, nicht gerecht zu werden: »(...) ich dachte, jeder in meiner Familie sei glänzend. Ich lebte in ständiger Angst, dass ich ein Reinfall sein könne und ihnen niemals beweisen würde, dass ich ein wertvoller Mensch bin.«[12]

Je weiter die Krankheit voranschreitet, desto mehr kommen die Betroffenen zu dem fatalen Schluss, sie hätten kein Recht mehr auf ihr eigenes Leben. Letztendlich sprechen sie sich das Recht ab, Raum einzunehmen – eine Haltung, die der abgemagerte Körper dann widerspiegelt: »Ich würde meiner Familie so gern alles ersparen, aber dazu müsste ich tot oder einfach weg sein. Zum Letzteren weiß ich nicht, wohin, und zum Ersteren bin ich zu feige. Tot, tot wäre ich so gerne, wegen allem, meinen Mitmenschen zuliebe und auch, weil ich selbst nicht mehr leben will. Ich kann das alles, alles nicht mehr ertragen, diese Verachtung und diese Schuld, nur weil ich existiere.«[13]

Die Betroffenen fühlen sich demnach durch eine Art Grundschuld belastet, von der sie sich nicht mehr befreien können.[14] Verstärkt wird dieses Gefühl der Schuld noch dadurch, dass Magersüchtige meist eine sehr ausgeprägte Wahrnehmungsfähigkeit besitzen und so die Stimmungen und Verstimmungen der anderen Familienmitglieder sehr deutlich spüren. Nachdem aber häufig nicht offen über persönliche Befindlichkeiten – vor allem der Eltern – gesprochen wird, können die Betroffenen die wahrgenommenen Gefühle nicht einordnen und fühlen sich in der Folge verantwortlich für nahezu alle negativen Gefühlszustände, die im Haus auftreten.

Das Gefühl der eigenen Wertlosigkeit wird im Außen meist nicht sichtbar. Im Gegenteil, die Betroffenen wirken nach außen selbstsicher, stark und (zu Beginn der Erkrankung) auch zufrieden mit ihrem Zustand.

Was im Außen jedoch deutlich sichtbar wird, sind die Strategien, die die Betroffenen anwenden, um diesem Gefühl der Wertlosigkeit zu entkommen. Nachdem sie davon ausgehen, kein Recht mehr auf ihr eigenes Leben zu haben, versuchen sie, sich dieses Recht über ihre Leistung zu erarbeiten und zu verdienen. An dieser Stelle beginnt der unermüdliche Kampf, sich selbst und anderen Menschen den eigenen Wert beweisen zu wollen. Das ist der Grund für den ausgeprägten Hang zum Perfektionismus, der bei nahezu allen Betroffenen auffällt, und der sich im weiteren Verlauf der Erkrankung noch verstärkt. Dieser Perfektions- und Leistungsdruck zeigt sich nicht nur in Hinblick auf die Figur, sondern auch in allen anderen Lebensbereichen, beispielsweise in der Schule, in der Ausbildung, beim Sport oder in der Rolle als Tochter/als Schwester/als Freundin. Sogar die Ausübung von

Hobbys ist davon betroffen. Alles könnte letztendlich immer noch etwas besser sein.

In diesem Streben nach Perfektion orientieren sie sich an den (vermeintlichen) Erwartungen, die andere Menschen an sie haben, und hoffen, dadurch mehr Zuwendung und Anerkennung zu erhalten. Die eigenen Bedürfnisse und Gefühle werden dabei immer mehr verdrängt und sind schließlich kaum mehr wahrnehmbar. Der Wunsch nach Anpassung und Anerkennung ist so groß, dass sie jegliche Authentizität verlieren und anfangen, sich kontinuierlich zu verstellen. Die wenigen Beziehungen, die sie eingehen, werden dadurch immer anstrengender und komplizierter. Die Betroffenen sind voller Ängste und fühlen sich letztendlich immer wieder auf tiefster Ebene darin bestätigt, dass dieses Leben keinen Sinn mehr für sie hat. Mara Selvini Palazzoli beschreibt diese Situation folgendermaßen: »Angst vor dem Leben im Allgemeinen; Angst vor Schulversagen; Angst, allen möglichen Erwartungen nicht zu entsprechen, und Angst, das Falsche zu tun. Kurz gesagt, sie haben ein unerklärliches, obskures Gefühl fataler Machtlosigkeit; sie können offenbar in keiner Weise über ihr Leben selbst bestimmen. In dieser prekären psychologischen Situation werden sie plötzlich von den mit der Pubertät verbundenen physischen Entwicklungen überwältigt.«[15]

Vor diesem Hintergrund der Ohnmacht gegenüber den eigenen Lebensproblemen muss man den Wunsch nach Kontrolle des eigenen Körpers und dessen Forderungen sehen.[16] Hier sehen die Betroffenen die Chance, tatsächlich etwas kontrollieren zu können, hier wirken sie nach außen stark und tatkräftig. Nichtessen wird zur Möglichkeit, eine gewisse Macht auszuüben: »[…] im Vergleich mit anderen fühlte ich mich minderwertig. Erst meine Magersucht gab mir die Möglichkeit, etwas Besonderes zu werden. […] Ich spürte auf einmal meine Persönlichkeit.«[17]

Auch wenn die Betroffenen ihr Abnehmprogramm in dem Wunsch beginnen, durch den Gewichtsverlust schlanker, schöner und damit begehrenswerter zu werden, verlieren sie dieses Ziel mit der Zeit vollkommen aus den Augen. Je weiter die Erkrankung fortschreitet, desto mehr werden das Abnehmen und die extremen körperlichen Aktivitäten zu einem mächtigen Zwang, der das ganze Leben beherrscht.

Hinter diesem Zwang steht folgender Gedanke: In gleichem Maße, wie sich Magersüchtige ihr Recht auf Leben erarbeiten wollen, versuchen sie, sich das Essen, das sie zu sich nehmen, zu verdienen. Aus diesem Grund fällt es ihnen sehr schwer zu frühstücken, da um diese Uhrzeit noch nicht ausreichend Leistung erbracht wurde, um sich schon an einen Frühstückstisch zu setzen. Das Problem dabei ist nun, dass auch im weiteren Verlauf des Tages nie der Punkt erreicht wird, an dem tatsächlich guten Gewissens eine normale Mahlzeit eingenommen werden kann, und so sinkt die Gewichtskurve immer weiter nach unten.

Menschen, die an Magersucht erkrankt sind, ertragen es nicht, an einem Tag weniger geleistet zu haben als am Tag zuvor. So erklärt sich erstens die immer stärkere Reduktion der Kalorienmenge, die sie zu sich nehmen, und zweitens die ständige Zunahme der gymnastischen Übungen und Sporteinheiten. Ein Großteil der Betroffenen macht mit fortschreitendem Krankheitsverlauf nicht nur den ganzen Tag über, sondern auch nachts Gymnastik. Die innere Anspannung verstärkt sich dadurch enorm, da der Übungsplan so immer voller wird und somit das Risiko steigt, ihn nicht mehr einhalten zu können. Je länger die Erkrankung andauert, desto mehr werden die Tage durchstrukturiert: »Ich stand in der S-Bahn, um mich herum waren wirkliche Menschen, die ich alle beneidete, nicht nur, weil sie essen durften, sondern auch, weil sie nach Hause fuhren und sich auf den Feierabend freuten. Mich erwartete die Qual: Was sollte ich tun? Ich konnte mich nicht mehr entspannen, mit nichts mehr. Ich hatte das Gefühl, dass jedes Tun und jede Bewegung gezwungen, bewusst gesteuert waren; ich legte mir Aufgaben zurecht, um ja nur Sinnvolles zu tun; ich konnte mich nirgends hinsetzen und ausruhen; ich rannte nur noch von einer Aktivität zur nächsten. Ich hatte doch einmal ganze Tage im Bett verbringen können und jetzt trieb mich ein innerer Motor. Es ist schwer, dieses Gefühl zu beschreiben. Es war ein ganz anderes Wirklichkeitsgefühl. Es gab kein normales Tun mehr; auch Händewaschen geschah gesteuert. Es gab nichts Ungewolltes mehr im Sinn von Versinken und Fallenlassen.«[18]

Die Betroffenen leiden weiterhin unter der ständigen Angst, in naher Zukunft größere Nahrungsmengen zu sich nehmen zu müssen, beispielsweise bei Einladungen oder Festen. Unbewusst oder bewusst nehmen sie daher bereits im Vorfeld Gewicht ab, um am Ende zu einer ausgewogenen Bilanz zu kommen. An dem besagten Tag stehen sie dann meist so unter Stress, dass sie noch weniger Nahrung als gewöhnlich zu sich nehmen und so insgesamt immer weiter an Gewicht verlieren.

Je weiter die Krankheit voranschreitet, desto mehr identifizieren sich Magersüchtige mit der Fähigkeit, ihre Nahrungsaufnahme voll und ganz kontrollieren zu können. Über diese Fähigkeit richten sie ihr Selbstwertgefühl auf. Nichtessen ist die zentrale Stütze in ihrem Leben geworden.

Es wird immer wieder behauptet, Magersüchtige hätten keine Krankheitseinsicht. Wie Gerlinghoff in zahlreichen Studien feststellen konnte, sind sich die Betroffenen ab einem gewissen Zeitpunkt sehr wohl der Krankhaftigkeit ihres Verhaltens bewusst. Sie sehen deutlich, dass ihre Figur skelettartige Züge angenommen hat, verleugnen dies aber in erster Linie deshalb vor anderen, weil sie ihren Weg zunächst nicht aufgeben wollen und später auch nicht mehr können.[19] Sie haben ihr Selbstwertgefühl mit der Fähigkeit des Hungerns verbunden.

So erklärt sich auch die für Außenstehende paradoxe Aussage, dass einige Betroffene gerne ein höheres Gewicht hätten – aber auf keinen Fall zunehmen möchten: »Oft, wenn ich mich in Geschäften auszog und im Spiegel sah – sonst betrachtete ich mich schon lange nur noch in Kleidern –, fand ich mich hässlich und wünschte mir eine Figur, wie sie andere junge Mädchen hatten, aber diese Figur wollte ich bekommen, ohne zunehmen zu müssen.«[20]

»Dieser ständige Zwiespalt in mir ist schrecklich, einerseits möchte ich gerne ein paar Kilo mehr wiegen, eine bessere Figur haben, den Frieden in meiner Familie wiederherstellen, aber andererseits quäle ich mir jeden Bissen hinunter. Ich habe schon immer ewig lange vor dem nächsten Essen einen richtigen Horror. Ich bekomme schreckliche Zustände, wenn wir beim Essen sitzen und ich so eine Riesenportion vor mir habe. Ich möchte ja so gern ein paar Kilo mehr haben – aber ich will nicht zunehmen, davor habe ich entsetzliche Angst.«[21]

Die Krankheit ist zur Sucht geworden.

Es zeigt sich deutlich, dass die Strategien, die die Betroffenen anwenden, um ihre Verzweiflung nicht zu spüren, in keiner Weise den erhofften Erfolg zeigen. Sie führen weder in eine gesunde Autonomie noch in glückliche Beziehungen. Stattdessen enden sie in der Isolation und in schweren depressiven Zuständen.

Der Umgang mit der eigenen Wahrnehmung

Vielen der oben genannten Schwierigkeiten liegt die Unfähigkeit zugrunde, mit der eigenen Wahrnehmung konstruktiv umzugehen. Die Betroffenen nehmen in der Regel sehr viel, sehr intensiv und sehr differenziert wahr – und dies gilt sowohl für Reize, die von außen kommen, wie auch für Signale, die der Körper selbst sendet. Mit Fortschreiten der Erkrankung wird ihnen diese erhöhte Wahrnehmungsfähigkeit immer mehr zum Verhängnis. In Bezug auf die Reize, die von außen kommen, beziehen die Betroffenen nahezu jegliche Wahrnehmung auf sich selbst und vermischen sie mit eigenen Interpretationen. In Bezug auf die Signale, die ihnen ihr Körper sendet, fühlen sie sich in zunehmendem Maße verunsichert und versuchen daher, die eigenen Wahrnehmungen, Gefühle und Bedürfnisse so lange zu verdrängen, bis sie schließlich kaum mehr spürbar sind. So können sie bald den Reizen, die von außen kommen, nichts Eigenes mehr entgegensetzen. Sie verlieren ihren Anker im eigenen Körper und versuchen schließlich, die eintreffenden Wahrnehmungen über verstärkte Denkprozesse zu verarbeiten. Ihre ganze Energie konzentriert sich so in diesem Bereich des Denkens und zieht sich aus den Gefühlen und Körperwahrnehmungen zurück: »Ich saß mit diesen drei Leuten zusammen, doch ich hatte das schreckliche Gefühl, völlig aufgesplittert zu sein. In meinem Innern war überhaupt keine Person zu spüren. Ich versuchte bei jedem, mit dem ich zusammen war, das Bild widerzuspiegeln, das er sich von mir machte, und das zu tun, was sie von mir erwarteten.

Da waren drei verschiedene Leute, und gegenüber jedem musste ich ein anderer Mensch sein, und all dies musste ich miteinander in Einklang bringen.«[22]

Die Schwierigkeiten, die die Klientinnen mit der Aufnahme und Verarbeitung von Reizen haben, tragen wiederum ganz entscheidend zu ihrem Minderwertigkeitsgefühl bei. Sie fühlen sich in ihren Wahrnehmungen und Gefühlen verwirrt und sehen sich permanent von Reizen überflutet, die sie immer weniger einordnen können. Die gestörten Denkprozesse, die Ängste und die Stimmungsschwankungen, denen sich die Betroffenen ausgesetzt fühlen, sind letztendlich auch das Resultat einer sehr differenzierten und feinen Wahrnehmung, mit der sie nicht gelernt haben umzugehen. Im vierten Kapitel sehen wir uns an, wie ein gesunder Umgang mit dieser Thematik gelingen kann.

Die Situation in der Familie

Wie bereits im Vorwort beschrieben, ist die Erkrankung sehr eng mit den Mustern sozialer Interaktion in einer Familie verbunden. Diese Muster beleuchten wir daher im Folgenden.

Obwohl es die typische Magersuchtfamilie nicht gibt, könnte man den hier beschriebenen familiären Hintergrund dennoch als exemplarisch für viele Betroffene bezeichnen. Fühlen Sie sich aber bitte frei, die Ausführungen an den Stellen umzuschreiben, an denen sie nicht ganz Ihrer eigenen Situation entsprechen.

Von außen betrachtet leben Magersüchtige oft in nahezu perfekten Familien, deren einziges Problem die Magersucht des Kindes zu sein scheint. Auch die Klientinnen selbst äußern zu Beginn der Therapie häufig die Überzeugung, sie könnten sich keine bessere Familie als die ihre vorstellen. Die meisten Betroffenen sind der Ansicht, dass ihre Eltern eine für beide Seiten erfüllte Partnerschaft führen, und den Kindern wird in diesen Familien meist jede erdenkliche Förderung zuteil.

Wie kann es sein, dass ein Mensch in dieser scheinbar perfekten und harmonischen Umgebung dazu kommt, das eigene Leben als völlig wertlos zu empfinden?

Meist sind die Probleme nicht als offene Konflikte erkennbar. Sie beruhen auf übermäßig engen persönlichen Bindungen und überintensiven Verwicklungen zwischen den einzelnen Familienmitgliedern, wie wir weiter unten sehen werden. Um die Dynamik, die hier entsteht, verstehen zu können, werfen wir zunächst einen Blick auf die vier psychologischen Grundbedürfnisse eines Kindes[23]:

- Jedes Kind hat ein Bedürfnis nach Bindung und Beziehung. Menschen sind auf andere Menschen angewiesen, sie brauchen emotionale und körperliche Sicherheit, das Gefühl der Zugehörigkeit und die Gemeinschaft.
- Gleichzeitig hat jedes Kind ein Bedürfnis nach Autonomie. Wir sind von Geburt an bestrebt, einen gewissen Einfluss auf unser Umfeld auszuüben und Ohnmacht und Hilflosigkeit zu vermeiden. Im Laufe unserer Entwicklung möchten wir selbstständig und unabhängig von unseren Eltern werden.
- Jeder Mensch hat weiterhin ein Bedürfnis nach Lust beziehungsweise Unlustvermeidung. Menschen streben danach, angenehme und lustvolle Erfahrungen zu machen und unangenehme Erfahrungen abzuwenden. Im Laufe seiner Entwicklung lernt ein Mensch, sein Lust- und Unlustempfinden zu regulieren und eine gewisse Frustrationstoleranz aufzubauen.
- Darüber hinaus hat jedes Kind ein angeborenes Bedürfnis nach Anerkennung und gleichzeitig Angst vor Missachtung und Kränkung. Menschen möchten sich positiv sehen und so auch von anderen wahrgenommen werden. Sie möchten sich so wie sie sind wertgeschätzt und geliebt fühlen. Dieses Bedürfnis ist daher eng mit unserem Bindungsbedürfnis verwoben.

Es ist für alle Menschen eine Herausforderung, eine Balance zu finden zwischen dem Bedürfnis nach Bindung auf der einen und dem Bedürfnis nach Autonomie auf der anderen Seite. In der Fachliteratur wird dies als Autonomie-Abhängigkeits-Konflikt beschrieben. Bei an Magersucht erkrankten Menschen erweist sich das Finden dieser inneren

Balance als besonders schwierig: Die meisten Betroffenen sind so eng mit ihren Familien verstrickt, dass es ihnen sehr schwerfällt, einen Sinn für die eigene Unabhängigkeit zu entwickeln. Die für diese Entwicklungsphase vorgesehene Ablösung vom Elternhaus gelingt hier nicht.

Sehen wir uns im Folgenden die Beziehung der Betroffenen zu ihren Eltern etwas genauer an. Auf den ersten Blick wirkt diese Beziehung ausgeglichen und harmonisch. Im Inneren wird diese Harmonie aber dadurch erreicht, dass sich das Kind übermäßig an die Erwartungen der Eltern anpasst und keine aktiven Schritte zur Entwicklung innerer Autonomie unternimmt. Die Eltern richten sich stark nach den gesellschaftlichen Normen und legen Wert auf die Erfüllung bestimmter Pflichten, auf überdurchschnittliche Schulleistungen und auf eine gute Berufsausbildung. Die Betroffenen haben diese Werte im Laufe der Zeit verinnerlicht und meinen – aufgrund der Dynamik, die weiter oben beschrieben wurde –, alles tun zu müssen, um sich die Liebe der Eltern zu verdienen und zu erhalten. Hier kommt insbesondere der Mutter große Bedeutung zu – sie hat meist die entscheidende Rolle in der Erziehung der Kinder. Ein gepflegtes Äußeres, gute Manieren und die Meinung anderer Leute sind ihr wichtig. Vor Ausbruch der Erkrankung erfüllen die Betroffenen die Ansprüche der Mutter meist in exemplarischer Weise: Sie sind angepasst, hilfsbereit, höflich, bescheiden und erbringen sehr gute Schulleistungen.[24]

Die Mutter ist sehr präsent und weiß, was den Kindern guttut, will nur das Beste für ihre Familie. Als Gegenleistung für diesen Einsatz erwartet sie – meist unbewusst – die vollständige Hingabe an ihre Führung. Im weiteren Verlauf der Erkrankung sind die Betroffenen häufig nicht mehr in der Lage zu unterscheiden, was sie selbst möchten und was eigentlich der Wunsch der Mutter ist. Die Gefühle und Meinungen der Mutter werden als so bestimmend erlebt, dass die Betroffenen mit der Zeit jegliches Vertrauen in ihre eigenen Gefühle verlieren und schließlich beginnen, an der Stimmigkeit elementarster Gefühlsregungen bei sich zu zweifeln. Nicht selten kommt bei den Klientinnen die Angst auf, sie hätten gar nicht das Recht, ein Leben nach ihren eigenen Vorstellungen zu führen.

An dieser Stelle ist es wichtig, sich im Klaren darüber zu sein, dass jedes Kind einer Familie seine Eltern unterschiedlich wahrnimmt und erlebt. Bei der hier beschriebenen Sichtweise handelt es sich um die Sicht des an Magersucht erkrankten Kindes. Ein gesundes Geschwisterkind hat häufig eine völlig andere Perspektive auf die Situation.

Die Mutter stellt zudem das weibliche Rollenvorbild in der Familie dar. Das Kind setzt sich zu diesem Bild in Beziehung und beobachtet genau, welche Anforderungen in der heutigen Zeit an eine Frau gestellt werden. Bewusst oder unbewusst fängt es an zu prüfen, ob es sich diesen Anforderungen gewachsen fühlt. Hinter der Angst zuzunehmen steht daher natürlich auch die Angst, weiblich zu werden.

Obwohl die Mütter der Betroffenen nahezu alles in ihre Familie investieren und die ihnen zugedachten Aufgaben perfekt erfüllen, sind sie häufig mit der Rolle, die sie übernommen haben, nicht wirklich zufrieden. Sie möchten sich dennoch vor den Kindern möglichst glücklich und ohne Schwächen zeigen, und so kommen diese Gefühle der Mutter nicht offen zur Sprache. Die Betroffenen erleben ihre Mutter häufig als übermächtig und gleichzeitig unnahbar – und die mütterliche Haltung als fordernd und wenig empathisch. Und das umso intensiver, je weniger der Vater präsent ist und die männliche Position mit vertritt.[25] Direkte, offene und ehrliche Aussprachen werden – zumindest vor Ausbruch der Krankheit – in diesen Familien häufig vermieden. Dies führt dazu, dass die an Magersucht erkrankte Person die Stimmungsschwankungen im Hause zwar sehr deutlich wahrnimmt, sie aber nicht einordnen kann. Mit der Tendenz, alles auf sich zu beziehen, gehen sie schließlich davon aus, dass sie selbst der Auslöser für die unangenehmen Zustände der anderen Familienmitglieder sind. Nicht selten fühlen sich Magersüchtige auch für das Gelingen der elterlichen Beziehung verantwortlich.

Zu guter Letzt: In Familien, in denen ein Mitglied magersüchtig wird, ist Essen häufig ein belastetes Thema und Fragen zum idealen Körpergewicht werden immer wieder diskutiert. Meist gibt es in der Familie noch andere Mitglieder, die mit ihrem Essverhalten unzufrieden sind und/oder an ihrer Figur etwas ändern möchten. Das Thema Abnehmen liegt hier also schon in der Luft, lange bevor es zum Ausbruch der Magersucht bei einem der Familienmitglieder kommt.

Im Prozess der Heilung kommt Ihnen als Familie große Bedeutung zu. Wir werden im Verlauf des Buches an vielen Stellen sehen, wie Heilung gemeinsam gelingen kann.

Essen als Beziehungsthema

Zum Abschluss dieses ersten Teils stellt sich nun die Frage nach der tieferen Bedeutung der Essensthematik. Ich hoffe, dass Sie mithilfe der folgenden Überlegungen verstehen, warum die Erkrankung gerade in diesem Bereich ihren stärksten Ausdruck findet.

Essen ist ein grundlegendes menschliches Bedürfnis und hat direkten Einfluss auf unser Wohlbefinden, auf unsere Lebensfreude und auf unsere Gesundheit. Es ist ein sehr emotionales und zentrales Thema, das nicht vom restlichen Lebenskontext, von unseren Haltungen und Werten getrennt werden kann.[26] So spiegelt das Essverhalten eines Menschen häufig sehr eindrücklich wider, wie sich dieser Mensch gerade fühlt, wie er im Leben steht und wie viel er sich selbst wert ist.

Essen ist auch – und vor allem – ein Beziehungsthema. Seit Urzeiten und überall auf der Welt essen Menschen gemeinsam. Gemeinsame Mahlzeiten sind Beziehungszeiten und erfüllen verschiedene menschliche Bedürfnisse. Zum einen erfüllt die gemeinsame Mahlzeit natürlich ein rein körperliches Bedürfnis, zum anderen hat sie eine soziale und eine psychische Funktion. Hier werden – im Idealfall – die Bedürfnisse nach Sicherheit, Zugehörigkeit, Liebe und Wertschätzung befriedigt.

Am Esstisch versammelt sich die ganze Familie, und die Stimmungen der einzelnen Familienmitglieder treffen so auf sehr unmittelbare Art und Weise aufeinander. Hier zeigt sich sehr schnell, wie sich jeder Einzelne mit sich selbst und mit den anderen Familienmitgliedern fühlt und welche Beziehung die Einzelnen zum Thema Essen haben.

Gemeinsames Essen hat zudem immer eine Geschichte: Jeder Elternteil bringt die Essgewohnheiten und Vorstellungen, die er selbst in seiner Ursprungsfamilie erlernt hat, in seine jetzige Familie mit ein. Das Kind nimmt daher mit der Nahrung nicht nur diese verschiedenen familiären und kulturellen Verhaltensmuster auf, sondern auch all die Gefühle, die damit verbunden sind.

Essen ist von Anfang an mit Emotionen verbunden. Für den Säugling bedeutet die Nahrungsaufnahme nicht nur Sättigung, sondern auch Liebe und Fürsorge. Beim Stillen zeigt sich dies besonders deutlich – hier werden emotionale und körperliche Bedürfnisse gleichzeitig befriedigt. In den ersten Monaten seines Lebens kann der Säugling noch nicht zwischen seinem Verlangen nach Nahrung und seinem Verlangen nach Liebe und Beziehung unterscheiden. Er lernt erst über das Angebot der Eltern – Spielen, Singen, Schaukeln oder Füttern – sein eigenes Bedürfnis kennen. Die Aufgabe der Eltern ist es, dem Kind diese unterschiedlichen Angebote zu machen und dann die Reaktionen des Kindes zu beobachten. Die Antwort auf physischen Hunger ist ein Essensangebot, die auf seelischen Hunger ist Kontakt und Verbindung.[27] Es ist sehr viel Einfühlungsvermögen seitens der Eltern nötig, um in diesen Situationen nicht aus den eigenen Erfahrungen und Bedürfnissen heraus zu handeln, sondern tatsächlich die Regungen und Reaktionen des Kindes abzuwarten.

Ein Säugling kann sich nicht selbst beruhigen und er ist für die Erfüllung seiner Bedürfnisse auf seine Bezugspersonen angewiesen. Je feinfühliger dabei die Kommunikation zwischen Eltern oder anderen Bezugspersonen und dem Kind ist, desto leichter wird es dem Kind später fallen, sein eigenes System auf gesunde Art und Weise selbst zu regulieren. Der umgekehrte Fall gilt hier natürlich auch: Ist die Kommunikation zwischen den Bezugspersonen und dem Kind erschwert, kann dies beim Kind im weiteren Verlauf zu Problemen bei der Regulation des eigenen Systems führen.

Wird die Suche des Säuglings nach Kontakt und Verbindung beispielsweise immer mit Essen beantwortet, kann es sein, dass er irgendwann Liebe mit Essen verwechselt oder sich sein Bedürfnis nach Liebe und

Zuneigung nur über das Essen erfüllen kann. Das Kind lernt auf diese Weise nicht, seine Bedürfnisse zu unterscheiden, und läuft Gefahr, ein Leben lang Missempfindungen über das Thema Essen zu regeln. Unangenehme Gefühle werden dann entweder weggegessen oder auch – wie im Falle der Magersucht – weggehungert.[28] Essen in sich hineinschlingen und Essen wegstoßen sind kompensatorische Leistungen, über die das Kind als erstes verfügt. In Krisensituationen greifen Menschen, die an einer Essstörung leiden, auf diese Muster ihrer primitiven Abwehr zurück.

An dieser Stelle zeigt sich, wie sehr Essen von Beginn des Lebens an ein Beziehungsthema ist. Einer bietet an und der andere nimmt an. Beide Beteiligten haben Einfluss auf das Ergebnis. Die Eltern beeinflussen das Kind indirekt über ihre Erwartungshaltung und das Kind reagiert darauf.[29] So wird verständlich, warum Essen auch immer der Regulation von Nähe und Distanz dient und daher auch gleichzeitig ein Machtthema ist. Wir kommen darauf an verschiedenen Stellen des Buches zurück.

Zusammenfassend können wir sagen, dass sich Probleme mit dem Thema Essen immer in einen sehr viel größeren Kontext einbetten: »Bei Essstörungen geht es meiner Erfahrung nach nie um das Verhältnis des Kindes zum Essen, sondern um sein Verhältnis zu sich selbst, zu seinen Angehörigen und zum Leben an sich.«[30]

Essen ist immer an die seelische Gesundheit des Kindes gekoppelt. Geht es dem Kind gut, ist es bereit, die Welt über die Nahrung in sich aufzunehmen. Der umgekehrte Fall zeigt sich in der Magersucht: »Wenn ein Kind das Essen ablehnt, dann möchte es zeigen, dass etwas nicht stimmt. Reagieren die Eltern nur auf das Symptom *Nichtessen*, intensiviert sich das Symptom und wird zum Problem. Gelingt es den Eltern, das Symptom als einen Versuch seitens des Kindes als Marker für ›Hier stimmt etwas nicht!‹ zu sehen, ermöglicht dies den Eltern einen neuen Blick auf die Situation und das Problem kann verhindert werden. Hierfür brauchen Eltern Vertrauen in sich und in ihr Kind, damit die Sorge um das Kind den Weg nicht versperrt, hinter das Symptom zu schauen.«[31]

Wenn dieser neue Blick auf die Situation nicht gelingt, kann die Situation am Tisch für alle Beteiligten zu einer großen Herausforderung werden. Die Spannung am Tisch bleibt hoch und wenn die erkrankte Person nicht in der Lage ist, die ihr zugeteilte Menge zu essen, kann dies zu großen Auseinandersetzungen führen.

Die Situation am Esstisch

Für Außenstehende ist es häufig schwer nachvollziehbar, wie sich betroffene Menschen am Esstisch fühlen und warum sie – oft trotz vieler Versprechungen im Vorfeld – im Zweifelsfall die Nahrung doch wieder ablehnen. Ich möchte deshalb kurz den Zustand beschreiben, in dem sich eine erkrankte Person am Esstisch befindet.

Unser autonomes Nervensystem steuert rund um die Uhr und völlig automatisch alle lebenswichtigen Grundfunktionen des menschlichen Körpers wie Atmung, Verdauung und Stoffwechsel. Es besteht aus zwei Nervenbahnen, die in gegenseitiger Ergänzung arbeiten: Das sympathische Nervensystem ist für die Stressreaktion auf Bedrohungen und Gefahren verantwortlich, das parasympathische Nervensystem dagegen für verschiedene Arten der Ruhigstellung.[32] In Zeiten, in denen vor allem der Sympathikus aktiv ist, befinden wir uns in einem Kampf-oder-Flucht-Modus und der ganze Körper ist in Alarmbereitschaft versetzt. Es kommt zu einer hohen Adrenalinausschüttung und der Körper fährt sein Notprogramm: Der Blutdruck steigt, die Muskulatur verspannt sich, der Atem stockt und die Verdauung wird lahmgelegt – der Körper bereitet sich auf Kampf oder Flucht vor. Das ist der Zustand einer an Magersucht erkrankten Person, sobald sie am Esstisch sitzt. Nicht wenige Betroffene erleiden beim Anblick der für sie bestimmten Essensportionen eine Panikattacke. In dieser Situation zu essen ist nahezu unmöglich. Die meisten Betroffenen beginnen am Esstisch stark zu schwitzen. Sie überlegen entweder, wie sie Teile der Essensportion unbemerkt verschwinden lassen können oder wie viel sie davon essen müssen, um die Situation am Tisch nicht eskalieren zu lassen. Sie fühlen sich von allen beobachtet, unter Druck gesetzt, das Herz schlägt bis zum Hals und oft haben sie so viel Angst vor der

Situation, dass ihnen übel wird. Die Frage, ob die Betroffenen in dieser Situation essen wollen, stellt sich hier nicht – sie können es nicht mehr.

Je öfter die Betroffenen diese Situationen erleben, desto mehr prägt sich die Angst in ihr System ein und desto schwieriger wird es für sie, in der Gegenwart anderer Menschen Nahrung zu sich zu nehmen. Gleichzeitig ist es aber auch nicht mehr möglich, alleine zu essen. Dies würde in ihren Augen als doppeltes Versagen gewertet werden: Man isst, obwohl man eigentlich nicht essen müsste – es sieht ja niemand zu.

Egal, wie absurd dieses Verhalten für Außenstehende erscheinen mag, für die Betroffenen erfüllt es eine entscheidende Funktion: Die Fähigkeit, nichts oder wenig zu essen, ist – neben der extremen körperlichen Aktivität – der einzige Halt, den sie haben. Das hatten wir bereits weiter oben gesehen.

Um die Erkrankung wirklich verstehen zu können, ist es wichtig, diese Tatsache zunächst anzuerkennen: Die Betroffenen halten an ihrer Erkrankung fest, weil sie keinen anderen Halt im Leben haben. Aus diesem Grund ist die Erkrankung für sie wichtig – sie haben panische Angst, dass von ihnen nichts mehr übrig bleibt, wenn sie ihre Magersucht bewältigt haben: »Meine Horrorvorstellung war, ohne Magersucht vollkommen leer dazustehen, nichts mehr zu sein, [...]«[33]

Magersüchtige können ihre Erkrankung erst dann aufgeben, wenn sie einen neuen Halt im Leben gefunden haben. Sehen wir uns dazu das folgende Kapitel an.

2 Dimensionen unseres Menschseins

Zu Beginn des ersten Kapitels haben wir gesehen, dass wir die Ereignisse unseres Lebens immer dann gut bewältigen können, wenn wir sie als verstehbar, sinnhaft und handhabbar erleben. Hier stand daher vor allem das Verstehen der momentanen Situation im Vordergrund. In diesem zweiten Kapitel geht es nun darum, eine größere Perspektive auf unser Leben zu wählen und aus dieser Perspektive heraus den Sinn in der Erkrankung neu zu sehen.

Um diesem Sinn ein Stück näher zu kommen, betrachten wir zunächst die verschiedenen Ebenen menschlicher Existenz. Wir beginnen mit der persönlichen Ebene.

Die persönliche Ebene

Wenn wir verzweifeln, tun wir das immer auf der Ebene der Persönlichkeit – und zwar dann, wenn die Dinge anders laufen, als wir uns das so vorgestellt haben.

Die meisten Menschen wünschen sich ein glückliches Leben: eine harmonische und gesunde Familie, eine erfüllte Partnerschaft, fröhliche Kinder, gute Freunde, ein schönes Haus und einen abwechslungsreichen und gut bezahlten Beruf. Das ist die Ebene der Persönlichkeit. Auf dieser Ebene geht es vorrangig um mich und meins und wir definieren uns hier, indem wir uns abgrenzen. Hier vergleichen wir uns mit anderen, möchten gerne noch besser und erfolgreicher sein und möglichst schnell und problemlos zum Ziel kommen. Hier ist unser Ego zu Hause.

Solange in unserem Leben alles nach Plan läuft, kommen wir mit dieser rein persönlichen Ebene meist gut zurecht und können es dort gut aushalten. Sobald sich die Dinge aber weniger erfreulich entwickeln und wir auf ernsthafte Krisen in unserem Leben stoßen, kann es dort sehr eng werden. Dann beginnen wir, uns Fragen nach dem tieferen Sinn des Lebens zu stellen und uns zu überlegen, was unser Menschsein eigentlich bedeutet. Für mich selbst wurde es im Laufe meines 31. Lebensjahres aus verschiedenen Gründen sehr unangenehm auf dieser persönlichen Ebene, sodass ich begonnen habe, mich über mehrere Jahre näher mit dem zu beschäftigen, was unser Menschsein wirklich ausmacht.

Im Folgenden möchte ich Ihnen die Ebenen menschlicher Existenz beschreiben, die über die Ebene der Persönlichkeit hinausgehen. Wir haben bereits im Vorwort gesehen, dass die Wahrnehmung dieser Ebenen sehr individuell ist und eigentlich mit Worten nicht beschrieben werden kann. Die folgenden Ausführungen in Bezug auf die hochkomplexen Konzepte von Geist und Seele erheben daher in keiner Weise den Anspruch auf Vollständigkeit. Vielmehr dienen diese Überlegungen dazu, ein Modell bereitzustellen, das es uns erlaubt, in andere Aspekte unseres Seins zu treten und dadurch neue Perspektiven zu entwickeln. Letztendlich geht es darum, zu beobachten und zu prüfen, wie sich die Wahrnehmung der eigenen Realität verändert, wenn diese weiterreichenden Perspektiven miteinbezogen werden.

Warum sind diese weiterreichenden Ebenen gerade in Bezug auf die vorliegende Erkrankung so wichtig? Zum einen können die meisten Betroffenen ihre seelische Dimension ganz konkret in sich spüren. Für die Therapie ist dies eine unschätzbare Ressource. Zum anderen kommt die kraftvollste Perspektive auf unser Leben aus diesen weiterreichenden Dimensionen. Wir werden später genauer sehen, warum das so ist. Sehen wir uns diese Ebenen zunächst genauer an.

Die geistige und die seelische Ebene

Die höchste Ebene unserer Existenz ist die Ebene reinen Geistes. Diese Dimension ist raum- und zeitlos und letztendlich schwer zu erfassen für uns. Auf dieser Ebene sind wir alle ein einziges Bewusstsein.[34]

Leichter spürbar ist für uns die seelische Ebene unseres Daseins. Auf sie werden wir uns daher im Folgenden vor allem konzentrieren.

Diese Dimension entsteht, wenn sich das eine Bewusstsein der rein geistigen Ebene individualisiert.

Die seelische Ebene beschreibt den unantastbaren, gesunden, freien und schöpferischen Teil eines Menschen. Auf dieser Ebene sind wir alle verbunden, und jeder nimmt seinen eigenen Platz in einer größeren und höheren Ordnung ein. Die seelische Ebene beschreibt unsere ganz eigene Essenz. Diese ist viel stärker als die Identität, die sich aus der eigenen Geschichte und den eigenen Leistungen zusammensetzt und die sich letztlich immer unvollständig anfühlt. Die seelische Ebene steht für das Potenzial, mit dem wir dieses Leben angetreten haben.

Wayne Dyer formuliert dies so: »Doch das Außergewöhnliche in uns allen ist die Seele. Sie ist unsichtbar, formlos und hat keine Grenzen. Sie hat keinen Anfang. Sie wurde nie geboren. Sie ist unwandelbar. Sie wird nie sterben. Und diesem Teil von uns ist es egal, ob wir erfolgreich sind, ob wir viel besitzen, ob wir glücklich sind. Es ist ihm egal, ob wir besser sind als andere. Er möchte einfach nur expandieren. Er möchte wachsen. Die Seele leidet, wenn wir versuchen, sie zu begrenzen, Zäune um sie errichten, ihr ein Etikett aufdrücken, ihr sagen, was sie sein kann und was nicht. Wir alle haben diese Seele genannte Außergewöhnlichkeit. Sie ist unendlich, denn wenn sie nicht unendlich wäre, wäre sie begrenzt, und wenn sie begrenzt wäre, wären wir in der Lage, ihr Ende zu finden oder ihren Anfang.«[35]

Dieser Textausschnitt zeigt, dass auf der Ebene der Seele andere Prinzipien wirken als auf der persönlichen Ebene. Auf der seelischen Ebene geht es einzig und allein um innere Entwicklung. Diese erfolgt über die Erfahrungen, die wir machen. Aus ihnen lernen wir und vertiefen dadurch unsere eigene Liebes- und Wahrnehmungsfähigkeit. Das ist der Sinn einer Erfahrung auf der seelischen Ebene.

Auf der persönlichen Ebene teilen wir die Ereignisse unseres Lebens häufig in die Kategorien angenehm/erfreulich/gut und unangenehm/unerfreulich/schlecht ein. Auf der Ebene der Seele zählt diese Unterscheidung nicht. Hier geht es vor allem darum, bestimmte Erfahrungen zu machen und aus diesen Erfahrungen zu lernen – und sehr oft ist es so, dass wir gerade an unseren unerfreulichsten Erfahrungen am meisten wachsen. Menschen, die eine schwere Krankheit überlebt haben, beschreiben häufig genau dies: Sie haben äußerst schwierige Zeiten durchlebt und sind froh, diese Situation hinter sich lassen zu können. Gleichzeitig möchten sie ihre Erfahrungen und die Erkenntnisse, die sie daraus gewonnen haben, auf keinen Fall missen.

Jeder Weg ist dabei zutiefst individuell. Jeder Mensch hat sein ganz eigenes Potenzial und jeder versucht auf seine eigene Art und Weise, sich diesem Potenzial zu nähern. Jeder macht andere Erfahrungen, jeder lernt unterschiedlich und jeder hat andere Themen, bei denen er am meisten zu lernen hat. Hier wird sehr deutlich, wie wenig Sinn es ergibt, sich den ganzen Tag mit anderen Menschen zu vergleichen.

Wir haben bereits im Vorwort gesehen, dass die meisten Klientinnen ihr eigenes Potenzial in sich wahrnehmen können. Sie wissen intuitiv, dass es einen Anteil in ihnen gibt, der von allen Ängsten und Problemen vollkommen unberührt geblieben ist. Auf dieser Ebene spüren sie ihr ureigenes Wesen, ihren Weg, und sie wissen um die Sinnhaftigkeit ihrer eigenen Existenz.

Im tiefsten Kern unseres Wesens tragen wir alle die Vorstellung des Potenzials in uns, mit dem wir dieses Leben angetreten haben. Diese Verbindung zur eigenen Seele ist die größte Kraftquelle, die wir besitzen. Das folgende Zitat beschreibt diese Ressource in sehr anschaulicher Weise: »Die Seele, besonders wenn man im Umgang mit ihr ein bisschen geübt ist, hat eine Kapazität, uns dabei zu unterstützen, zu prüfen, ob das, was wir glauben, stimmig ist oder nicht. Man denkt etwas ganz Einfaches. Zum Beispiel, er mag mich nicht, weil er dieses oder jenes gesagt oder nicht gesagt hat. Die Seele hat dann die Fähigkeit, in die Erfahrung hineinzusinken und zu überprüfen, stimmt das wirklich? Diese Kapazität, so mysteriös sie ist, ist das Herzstück der Psychotherapie und der Spiritualität. Denn sie ist es, die es uns ermöglicht, uns aus der eigenen Sozialisierung und der eigenen Erziehung heraus zu entwickeln. Wenn wir diese Fähigkeit zu merken, zu spüren, zu erahnen, ›was kann noch werden, was habe ich noch nicht erfüllt?‹, nicht hätten, dann würden wir uns einfach in unsere Einschränkungen ergeben, resignieren, stehen bleiben. Aber die Seele lässt das nicht ohne Weiteres zu.«[36]

Am besten weiß daher die eigene Seele, wie ihr Potenzial und damit auch der Weg der Heilung aussieht. Wir tragen diesen Weg in uns. Die heilsamste Erfahrung, die die Betroffenen in einer Therapie machen können, ist wohl, dass sie selbst die Lösung ihres Problems in sich tragen: »[…] die Seele hat eine Ahnung davon, wie sich eine volle Entfaltung ihres Potentials anfühlen würde, und in diesem Sinne, poetisch ausgedrückt, erinnert sich die Seele an die Zukunft. […] Sie erinnert sich an ihr Potential, an ihre mögliche Zukunft.«[37]

Die Seele ist damit der Schlüssel für Heilung und für eine Angebundenheit an das Leben und an die Existenz, die anders nicht zu bekommen ist.

Die Verbindung der beiden Ebenen

Natürlich brauchen wir die persönliche Ebene, um uns gut in der Welt zurechtzufinden und um unsere Persönlichkeit zu entwickeln. Ebenso essenziell ist jedoch die seelische Ebene. Sie macht unser wahres Sein aus, sie erinnert uns an unser Potenzial und sie verhindert, dass wir uns vollkommen in dieser persönlichen Welt verlieren.

Beide Ebenen sind daher wichtig und es geht nicht darum, sich entweder auf der persönlichen Ebene oder auf der seelischen Ebene aufzuhalten – sondern auf beiden Ebenen gleichzeitig. Eckhart Tolle beschreibt dies mit folgenden Worten: »Das Universum hat also zwei Bestrebungen – vielleicht können Sie alle das in Ihrem Inneren fühlen. Ja, Sie möchten Dinge tun, aber Sie möchten auch sein. Verlieren Sie also während des Tuns nicht Ihr Sein, und verlieren Sie sich nicht im Tun – so dass Sie in Stress geraten und unbedingt die Frucht Ihres Tuns erlangen wollen (…). Bleiben Sie im Sein verwurzelt und handeln Sie von dort, aus dieser Verwurzelung, nicht aus dem vom Ego getriebenen Bedürfnis, Dinge haben zu wollen, sondern aus der inneren Fülle.«[38]

Die persönliche und die seelische Ebene wirken ineinander. Je weiter ein Mensch in seiner Entwicklung vorangeht, desto mehr wird sein seelisches Potenzial auch auf der persönlichen Ebene sichtbar. Und umgekehrt fließen alle Erfahrungen, die wir auf der persönlichen Ebene machen, wiederum in unser seelisches Potenzial mit ein.

Was kann passieren, wenn wir uns zu sehr auf der persönlichen Ebene aufhalten? Wenn wir uns zu sehr mit dem verbinden, was wir auf der persönlichen Ebene glauben zu sein, kann es zu sogenannten Identifikationen kommen. Dabei stecken wir sehr viel Energie in einen bestimmten Bereich unseres Lebens und messen dann unseren eigenen Wert an diesem Bereich. Wir können uns beispielsweise über unsere Leistungen definieren, über unseren Körper, über unsere Kinder oder über die Beziehung zu unserem Partner. Wenn es auf diesen Gebieten gut läuft, fühlen wir uns selbst gut. Wenn sich aber die Dinge oder Menschen anders entwickeln, als wir uns das vorgestellt haben, bricht häufig unsere ganze Welt zusammen und wir erleben krisenhafte Zeiten. Eine Krise entsteht immer dann, wenn wir uns in einem Bereich festgefahren und unseren eigentlichen Weg verloren haben.

Der Sinn in der Krise

Jede Krise zeigt uns, dass unsere bisherige Sicht auf unser Leben zu eng geworden ist und dass wir so nicht mehr weiterkommen. Jede Krise ist eine Möglichkeit, das eigene Tempo zu verlangsamen, einen Schritt zurückzutreten und den eigenen Weg neu zu überdenken. Krisen brechen nicht einfach zufällig über uns herein, sondern zeigen auf, wo noch Entwicklungsbedarf besteht. Aus diesem Grund fühlen sie sich auf der persönlichen Ebene meist so unangenehm an. Letztendlich geht es darum, aus den Ängsten und Identifikationen dieser persönlichen Ebene herauszutreten und die Person zu werden, als die man gedacht ist. Eine Krise macht immer die Blockaden sichtbar, die uns daran hindern, unser eigenes Potenzial zu leben und unser tiefstes Wesen auf die Erde zu bringen. Darin liegt ihr Sinn. Eine Krise möchte unserem Leben eine neue Richtung geben und uns auf unseren ganz eigenen Weg zurückführen.

Meist ist es sehr viel leichter, den Sinn einer Krise im Nachhinein zu sehen. Wenn wir noch mitten in einer schwierigen Situation stecken, ist dies oft schwieriger. Was uns aber in jedem Fall dabei hilft, ist unser Bewusstsein.

Die Macht unseres Bewusstseins

Einer der entscheidendsten Faktoren auf dem Weg in ein gesundes Leben ist unser Bewusstsein. Damit ist die Fähigkeit gemeint, uns unserer eigenen Empfindungen und Wahrnehmungen, unseres In-der-Welt-Seins gewahr zu werden. Mithilfe unseres Bewusstseins kann sich unser Gehirn sozusagen selbst beobachten und wir können einordnen, was gerade mit uns passiert. Ich möchte diese Instanz im Folgenden als unser »Selbst« bezeichnen.

Dein Bewusstsein bestimmt Dein Leben. Bewusst zu leben bedeutet, Deine ganz persönliche Beobachterinstanz zu aktivieren, die Du Dir beispielsweise als Person, als Figur oder als Farbe vorstellen oder auch zeichnen kannst. Diese Beobachterinstanz ist der Teil in Dir, der immer wieder auf eine Art Aussichtsturm steigt und von dort aus Dein Leben, Deine Gedanken und Deine Gefühle aus einer übergeordneten Perspektive betrachtet. Diese Beobachterinstanz ermöglicht es Dir, in schwierigen Situationen den Überblick zu behalten, Deine Konfliktmuster zu erkennen und Dir mithilfe verschiedenster Strategien immer effizienter selbst zu helfen.
All das sehen wir uns in den folgenden Kapiteln genauer an.

Über Dein Bewusstsein hast Du die Möglichkeit zu beobachten, welche Ebene Deines Daseins Du gerade in den Vordergrund rückst und wie sehr Du Dich eventuell auf der persönlichen Ebene verstrickt hast. Je mehr Du lernst, bewusst über die Ebene Deiner Persönlichkeit hinauszusehen und eine größere Dimension Deiner selbst anzunehmen, desto mehr verändert sich dadurch die Perspektive auf Deine momentane Situation. Von einer seelischen

Ebene aus betrachtet, umfasst Dein Menschsein immer mehr und es ist hilfreich, in der Lage zu sein, bewusst die Ebenen zu wechseln. Von einer seelischen Perspektive aus kannst Du außerdem leichter erkennen, was Du in einer bestimmten Situation genau lernen möchtest.

Wenn Du wach und klar bist, kannst Du mit den Erfahrungen Deines Lebens in bewusster Weise umgehen. Seelenbewusst zu leben bedeutet, Deine eigenen Möglichkeiten genau zu kennen, Dein Potenzial auf die Erde zu bringen und Deine eigene Lebenszeit bewusst zu gestalten.

Die Bedeutung der seelischen Ebene für unser Leben

Der nun folgende Textabschnitt beschreibt, welche Bedeutung die Einbeziehung der seelischen Ebene ganz konkret für unser Leben hat und welche Rolle dabei unser Bewusstsein spielt.

Die seelische Ebene beschreibt das Potenzial eines Menschen. Jeder Mensch hat dieses Potenzial – egal wie das Leben dieses Menschen auf der persönlichen Ebene aussehen mag. Je mehr wir uns mit unseren Möglichkeiten beschäftigen und mit dem, was wir eigentlich sind, desto mehr bewegt sich unser ganzes System in diese Richtung. Der Grund dafür ist, dass unsere Energie immer der Aufmerksamkeit folgt. Wir werden auf diese Gesetzmäßigkeit im Laufe des Buches immer wieder zurückkommen. Wir können also sagen, dass die Einbeziehung der seelischen Dimension unser ganzes System in eine neue Richtung lenkt. Je mehr wir annehmen, dass wir unser ganz eigenes Potenzial haben, desto leichter werden wir es auch sehen. Je mehr wir annehmen, dass wir selbst der größte Halt in unserem Leben sind, desto mehr werden wir diese Kraft auch tatsächlich in uns spüren.

Darüber hinaus ermöglicht uns die Unterscheidung der verschiedenen Ebenen, jede Situation des Lebens aus zwei verschiedenen Perspektiven zu betrachten: einmal aus der Perspektive unserer Persönlichkeit heraus und einmal aus der Perspektive unserer Seele. Eine Situation mag auf der persönlichen Ebene noch so verworren und sinnlos erscheinen, auf der seelischen Ebene ergibt sie Sinn. Die Seele sorgt für ihre eigene Entwicklung. Wir machen mit dieser Situation eine Erfahrung, die es uns erlaubt, uns selbst tiefer zu verstehen und dem, was wir eigentlich wollen, ein Stück näher zu kommen. Je mehr wir die seelische Ebene in unser Leben mit einbeziehen, desto mehr Sinn sehen wir.

Hier zeigt sich nun auch, warum die Möglichkeit, die eigene Situation aus einer größeren Perspektive zu sehen, so besonders kraftvoll ist: Auf der rein persönlichen Ebene sind wir häufig versucht, uns zu Opfern der momentanen Situation zu machen und darauf zu warten, dass sich Menschen oder Dinge im Außen ändern. Von einer seelischen Perspektive aus betrachtet können wir eine Situation immer als unseren ganz persönlichen Lernraum ansehen, in dem wir selbst den größten Anteil an der Lösung eines Problems haben. Je eher wir uns mit unangenehmen Situationen wirklich auseinandersetzen und herausfinden, was wir hier lernen möchten, desto eher verändert sich die Situation im Außen und desto weniger laufen wir Gefahr, in immer wieder ähnliche Situationen zu geraten. Warum das so ist, werden wir uns im vierten Kapitel näher ansehen.

Je präziser wir erfassen können, was wir in einer bestimmten Situation genau lernen wollen, desto mehr Kraft bekommen wir dadurch. Aus diesem Grund ist es so wichtig, sich immer wieder mit der Frage nach dem Sinn zu beschäftigen, auch wenn es manchmal schwierig sein kann, diese Frage gleich zu beantworten. Den Sinn in einer Krise zu sehen ist ein sehr persönlicher Prozess, und es kann manchmal lange dauern, bis wir diesen Sinn wirklich konkret erfassen können.

Deine Seele kennt Deinen Weg und sie weiß, was Du in einer bestimmten Situation lernen möchtest. Zu Beginn ist es allerdings manchmal nicht leicht, Situationen aus der Perspektive Deiner Seele zu sehen. Es lohnt sich dennoch, denn aus dieser Perspektive heraus sieht die Welt anders aus. Deine Seele möchte sich weiterentwickeln und sie möchte dazulernen. Sie möchte, dass Du Du wirst und Dein in Dir angelegtes Potenzial lebst. Dazu hat sie sich Deine jetzige Situation ausgesucht. Wenn Du wissen möchtest, was sie in dieser Situation genau lernen möchte, kannst Du sie auch fragen. Die Seele spricht meist in Bildern. Viele Antworten findest Du daher in Deinen Träumen.

Je mehr Du mit Deiner eigenen Seele verbunden bist, desto leichter kommen die Antworten zu Dir durch. Wenn das zu Beginn noch nicht so leicht ist, ist es hilfreich, dem Leben eine Art Vertrauensvorschuss zu geben und auch in schwierigen Situationen anzunehmen, dass Dein Dasein und all Deine Erfahrungen Sinn ergeben – auch wenn Du diesen Sinn im Moment noch nicht sehen kannst und er letzten Endes vielleicht gar nicht in Worte zu fassen ist.

Das Kraftvollste, was Du in Deinem Leben tun kannst, ist, in vollem Bewusstsein darauf zu vertrauen, dass Dein Leben und alles, was darin passiert, Sinn ergibt.

Wenn Du möchtest, kannst Du Dir nun die folgenden Fragen stellen. Solltest Du auf die Fragen noch keine Antwort finden, ist das kein Problem. Vielleicht kommt Dir, während Du das Buch weiterliest, noch eine Idee. Die Fragen findest Du daher im fünften Kapitel noch mal.

? Die Fragen lauten:

- Was möchte ich durch diese Erkrankung lernen?
- Worin könnte der Sinn dieser Erfahrung liegen?
- Was könnten mir die Dinge, die ich als schlimm und unangenehm empfunden habe, Positives gebracht haben?
- Warum könnte diese Erfahrung für mein Leben wichtig sein?

Oder – wenn Du die Erkrankung bereits überwunden hast:

- Was habe ich in dieser Zeit gelernt?
- Inwiefern war diese Erfahrung wichtig für mein weiteres Leben?

Es ist immer hilfreich, nach unangenehmen Erfahrungen aufzuschreiben, was wir dabei gelernt haben. So wird der Sinn deutlich und wir können diese Erfahrungen leichter annehmen. Wenn wir in der Lage sind, den Sinn in dem zu sehen, was wir erleben und unserem Leben zu vertrauen, kommen wir sehr viel leichter mit uns und unserem Leben in Frieden. Und je mehr wir mit uns selbst Frieden schließen, desto eher lernen wir, uns selbst neu zu lieben. Wir nehmen dann unseren Wert an, ohne ihn immer wieder neu in Frage stellen zu müssen.

Selbstliebe ist die entscheidende Kraft, die uns durchs Leben trägt. Nur wer sich selbst liebt und achtet, ist auch in der Lage, andere Menschen wirklich zu lieben und zu achten. Nur wer den Frieden in sich selbst findet, findet ihn auch im Außen. Die seelische Ebene ermöglicht es uns also, den Sinn zu sehen und uns selbst neu zu lieben.

Selbstliebe beeinflusst unser ganzes Leben. Ein Mensch, der sich selbst liebt, kann gut für sich sorgen und klar kommunizieren, was er möchte. Sein Leben wird dadurch erfüllter. Er kann sich selbst realistisch einschätzen und auch die eigenen Schwächen annehmen. Sein Leben gewinnt dadurch an Klarheit. Er kann authentisch auftreten und benötigt keine Fassade. Sein Leben wird dadurch entspannter. Er muss sich und anderen nichts beweisen. Sein Leben wird dadurch ruhiger, stabiler und leichter.[39]

Ein Mensch, der sich selbst liebt, geht – bewusst oder unbewusst – von folgenden Annahmen aus:

- Mein Leben ergibt Sinn.
- Ich bin es wert, ein glückliches Leben zu haben.
- Ich darf meinen Tag so gestalten, dass er sich insgesamt nach Freude anfühlt.
- Ich bin eine Bereicherung für die Menschen in meinem Umfeld.
- Ich mache aus allem, was mir geschieht, das Beste.

Ein Mensch, der sich selbst ablehnt, nimmt dagegen Folgendes an:

- Ich genüge nicht.
- Wenn ich mich so zeige, wie ich wirklich bin, werden auch die anderen Menschen merken, dass etwas nicht stimmt.

- Wenn ich noch mehr lerne und noch mehr arbeite, werde ich irgendwann gut genug sein.
- Ich muss jeden Tag möglichst viel leisten, um meine Ziele zu erreichen.
- Ich bin eine Last für die Menschen in meinem Umfeld.

Diese Annahmen beeinflussen unser ganzes System. Sie steuern unsere Aufmerksamkeit und damit unsere ganze Energie – unabhängig davon, ob sie uns bewusst sind oder nicht. Das heißt: Ein Mensch, der sich selbst in seinem tiefsten Inneren als Bereicherung für andere Menschen ansieht, wird dies auch im Außen so erleben. Umgekehrt wird eine Person, die davon ausgeht, nicht zu genügen, jeden Tag für ihren Wert kämpfen, aber nie zum Ziel kommen, da ihr ganzes System immer auf die Vorstellung von Mangel ausgerichtet ist. Unsere Energie folgt der Aufmerksamkeit.

Wenn wir in unserem Leben bewusst anwesend sind, können wir entscheiden, worauf wir unseren Fokus richten. Damit entscheiden wir auch, wohin unsere Energie geht. Mithilfe unseres Bewusstseins steuern wir, was und wie wir wahrnehmen. Wir wählen aktiv aus, in welche Richtung wir unsere Energie und damit unser Leben lenken wollen. Und das in jedem einzelnen Moment unseres Daseins. Die Wahl, den Sinn zu sehen und sich selbst zu lieben, verändert alles.

Den größten Einfluss auf Dein Leben hat weder ein guter Therapeut noch Deine Eltern noch die äußeren Umstände. Den größten Einfluss hast immer Du selbst. Daher gibt es auch nur eine Person, die den ersten aktiven Schritt aus der Erkrankung heraus tun kann: Und das bist Du.

Du hast die Wahl. Wenn Du Dich entscheidest, den Sinn in Deinem Leben zu sehen, wirst Du ihn sehen. Wenn Du Dich entscheidest, Deinen eigenen Wert anzunehmen, wirst Du sehen, dass er immer und ganz selbstverständlich da war.

Die innere Haltung der Angehörigen

Zum Abschluss dieses Kapitels sehen wir uns nun an, wie sich durch die Einbeziehung der seelischen Ebene die Haltung verändert, die Sie als Eltern Ihrem erkrankten Familienmitglied gegenüber einnehmen können.[40]

Es ist ganz natürlich, dass Sie Ihrem Kind in diesem Zustand in erster Linie helfen möchten. Allerdings kann Hilfe sehr viele verschiedene Formen annehmen und es ist wichtig, sich Gedanken darüber zu machen, welche Form der Hilfe für Ihr Kind wirklich förderlich ist. Betrachten wir die Situation zunächst auf der persönlichen Ebene.

Vielleicht fühlen Sie sich als Eltern auf dieser Ebene traurig, weil sich Ihr Kind stark verändert hat und im Moment unerreichbar für Sie scheint. Vielleicht fühlen Sie auch Scham, weil die Erkrankung und die Not Ihres Kindes nun für Ihr gesamtes Umfeld deutlich sichtbar geworden sind. Vielleicht sind Sie wütend, weil plötzlich kein normales Familienleben mehr möglich ist. Vielleicht sind Sie erschöpft, weil Sie auch Ihrem Beruf nachgehen und weil Ihnen Ihre Aufgaben zu viel werden. Vielleicht sind Sie auch mit Fragen der Schuld beschäftigt und fragen sich immer wieder, wie die Krankheit in Ihrer Familie entstehen konnte. Und mit Sicherheit haben Sie sehr viel Angst um Ihr Kind.

All diese Gefühle sind wichtig und wollen ernst genommen werden. Wir werden im vierten und sechsten Kapitel sehen, wie Sie lernen können, gut mit diesen Gefühlen umzugehen. Wenn Sie Ihrem Kind aber aus diesen Gefühlen heraus ein »Hilfsangebot« machen, kann es dies nicht als Hilfe wahrnehmen. Das Kind nimmt dann in erster Linie Ihre Not und Ihre Angst wahr und das in einem Zustand, in dem es selbst schon sehr viel Angst und Verzweiflung spürt.

Hilfe auf der persönlichen Ebene impliziert meist, dass wir versuchen, dem anderen einen Weg vorzuschlagen, den wir selbst für den richtigen halten und der es dem anderen erlaubt, möglichst schnell wieder auf die alte und gewohnte Art und Weise zu funktionieren.

Von einer seelischen Perspektive aus betrachtet, geht es darum, anzuerkennen, dass es nicht der Sinn der Erkrankung ist, zu alten Zuständen zurückzukehren, sondern etwas Neues entstehen zu lassen. Es geht darum anzuerkennen, dass Sie hier gemeinsam etwas lernen wollen, alle zusammen und jeder für sich.

Die erkrankte Person durchlebt diese Erfahrung, weil sie sie für ihre Entwicklung braucht, und auch Sie als Familie durchleben diese Erfahrung, weil Sie sie für Ihre Entwicklung brauchen.

Diese innere Haltung ist wichtig, denn je eher es Ihnen gelingt, dieses große Gesamtbild zu sehen, desto eher kommen Sie wieder in eine aktive Position und fühlen sich nicht mehr ohnmächtig dem (Ess-) Verhalten Ihres Kindes ausgeliefert.

? Sie können sich als Familie die folgenden Fragen stellen:

- Was wollen wir hier zusammen durch diese Erkrankung lernen?
- Welche Stärken haben wir als Familie, um diese Erkrankung gemeinsam zu bewältigen?
- Wie könnte unser Zusammenleben aussehen, wenn die Erkrankung überwunden ist?

Je stabiler und klarer Sie als Eltern in sich selbst sind, desto eher können Sie in diesem Prozess eine Stütze sein, an der sich die anderen Familienmitglieder orientieren können. Wir kommen auf diesen Punkt im sechsten Kapitel zurück.

Von einer seelischen Perspektive aus betrachtet, geht es weniger darum, Ihrem Kind zu helfen, sondern vielmehr darum, es auf eine Art und Weise zu begleiten, die es ihm ermöglicht, sich selbst und den eigenen Weg wiederzufinden.

Diese Begleitung gelingt leichter, wenn Sie in der Lage sind, sich immer wieder selbst aus der persönlichen Ebene herauszuheben. Solange Sie ausschließlich auf der persönlichen Ebene bleiben, kann es schnell passieren, dass Sie immer wieder in den Strudel der Erkrankung hineingezogen werden und lediglich auf das reagieren, was Ihr Kind sagt oder tut. Wenn Sie die Situation dagegen aus der seelischen Ebene betrachten, haben Sie die Möglichkeit, ein in sich sicheres, stabiles und klares Gegenüber für Ihr Kind zu sein.

Eine wichtige Frage, die Sie sich als Eltern in diesem Zusammenhang immer wieder stellen können, ist: Handle ich gerade aus Angst oder aus Liebe und Vertrauen? Ihr Kind wird den Unterschied spüren, auch wenn sich das im Außen nicht sofort zeigt.

Diese Aufgabe ist unter den gegebenen Umständen natürlich anspruchsvoll. Gleichzeitig erlaubt Ihnen diese Haltung aber, die volle Verantwortung für Ihren Anteil an der Situation zu übernehmen und sich mit diesem Anteil wohlzufühlen. Dabei wird es wahrscheinlich auch Tage geben, an denen Sie das Gefühl haben, überhaupt nicht mehr weiterzukommen und nur noch auf der Stelle zu treten. Das größte Geschenk, das Sie sich dann machen können, ist es, eine liebevolle und freundliche Haltung sich selbst gegenüber einzunehmen. Wir kommen in einer Familie zusammen, um mit- und voneinander zu lernen. Und dieser Prozess braucht Zeit.

Je mehr Sie sich selbst freundlich begegnen, desto eher werden Sie in der Lage sein, anderen Menschen in dieser wohlwollenden Haltung gegenüberzutreten. Alles steht und fällt auch hier mit der Fähigkeit, sich selbst zu lieben – immer wieder und unter allen Umständen.

»Und im Übrigen lassen Sie sich das Leben geschehen.
Glauben Sie mir: das Leben hat recht, auf alle Fälle.«

Rainer Maria Rilke

3 Die Entstehung der Persönlichkeit

Bevor wir uns ab dem vierten Kapitel damit beschäftigen, wie der Weg aus der Erkrankung konkret aussehen kann, ist dieses Kapitel noch einmal der persönlichen Ebene gewidmet.

Von einer seelischen Perspektive aus betrachtet ergeben unsere Erfahrungen Sinn. Dennoch ist es natürlich wichtig, diese Erfahrungen auch auf der persönlichen Ebene genau zu verstehen und zu verarbeiten. Das ist das Ziel der folgenden Abschnitte.

In diesem Zusammenhang sehen wir uns zunächst das Modell der inneren Anteile[41] an, das sich in besonderer Weise eignet, das Selbstbild und das innere System einer an Magersucht erkrankten Person präzise und fundiert zu beschreiben. Darüber hinaus macht das Modell die Komplexität des Zusammenlebens in einer Familie sehr deutlich sichtbar. Und nicht zuletzt hat dieser Ansatz den Vorteil, dass er sich gut mit den im vorangegangenen Kapitel beschriebenen Überlegungen verbinden lässt.

Das Modell der inneren Anteile

Um die Annahme, ungenügend zu sein, auch auf der persönlichen Ebene ganz loslassen zu können, ist es für die meisten Betroffenen hilfreich, genau zu verstehen, wie diese Annahme entstanden ist und wie sie sich in das eigene innere System einbettet. Im Folgenden werden wir daher näher untersuchen, wie unsere Persönlichkeit entsteht, und in einem zweiten Schritt, wie groß der Einfluss ist, den wir selbst auf die Konstruktion unserer Wirklichkeit haben.

Wenn wir geboren werden, ist unsere Wahrnehmung noch sehr offen und wir erinnern uns an diesen weiten Raum des Seins, aus dem wir kommen. Im Laufe der Zeit schränkt sich diese Wahrnehmung immer mehr ein und wir formen unsere Persönlichkeit, indem wir uns mehr und mehr an der Umwelt orientieren. Dabei entwickelt jeder Mensch unterschiedliche Strategien, um die Aufgaben des Lebens gut bewältigen zu können. Über die Jahre entsteht so unsere innere Vorstellung dessen, was uns ausmacht und wer wir sind.

Konkret bedeutet dies, dass Du über die Jahre immer mehr vergessen hast, wer Du eigentlich bist. Das geht den meisten Menschen so und daran hat auch niemand Schuld. Wichtig ist nur, dass Du Dich jetzt wieder an Dein eigentliches Potenzial erinnerst.

Wir werden im Folgenden sehen, wie die Vorstellung, ungenügend zu sein, in Deinem eigenen inneren System entstanden ist und wie Du sie auch wieder loslassen kannst.

Das Modell der inneren Anteile geht davon aus, dass sich das »Ich« eines Menschen aus verschiedenen Persönlichkeitsanteilen zusammensetzt, die alle zusammen ein großes Ganzes ergeben. Man könnte diese verschiedenen Anteile auch als innere Stimmen bezeichnen.

Am deutlichsten zeigen sich diese verschiedenen inneren Stimmen in Situationen, in denen wir nicht eindeutig Position beziehen können und uns innerlich hin- und hergerissen fühlen.

Sehen wir uns ein Beispiel an:[42] Herr M. sitzt nach der Arbeit erschöpft auf dem Sofa und möchte den Abend gerne gemütlich zu Hause verbringen. Frau M. dagegen möchte mit ihm zusammen und guten Freunden in einem Restaurant essen gehen. In den meisten Fällen würden sich hier bei den beiden Personen nun verschiedene Anteile zeigen. In Bezug auf den Ehemann könnte dies zunächst ein gutmütiger Helferanteil sein, der seine Frau gerne unterstützt und daher geneigt wäre, dem Vorschlag zuzustimmen. Gleichzeitig könnte auch ein mürrischer Anteil zum Vorschein kommen, der auf dem Sofa sitzen bleiben und keine weiteren Diskussionen führen möchte. Möglich wäre weiterhin, dass sich Herr M. durch den Vorschlag seiner Frau in seiner Freiheit eingeschränkt und gestört fühlt und daher mit einem wütenden Anteil reagiert.

Frau M. wiederum rückt mit ihrem Wunsch, auswärts essen zu gehen, Anteile in den Vordergrund, die für Geselligkeit, Freude und Genuss stehen. Im selben Moment könnte sich jedoch beim Anblick ihres erschöpften Ehemannes auch ihr mütterlicher Anteil zeigen, der aus Rücksicht auf den Partner über einen gemütlichen Abend zu Hause nachdenkt.

Nun gibt es in jedem inneren System meist einen Anteil, der die Führung übernimmt. Wenn Herr M. beginnt, seine Ehefrau zu beschimpfen, dann hat sein wütender Anteil die Führung übernommen. Wenn umgekehrt Frau M. alleine ausgeht, haben sich bei ihr die Anteile durchgesetzt, die Geselligkeit und Freude suchen.

Eine eindeutige Lösung gibt es hier nicht, da jeder Anteil ein bestimmtes Bedürfnis in sich trägt, das er gerne erfüllt sehen möchte. Dem Vorschlag der Ehefrau einfach zuzustimmen, würde für Herrn M. bedeuten, das eigene Bedürfnis nach Ruhe und Selbstbestimmung zu übergehen. Würde umgekehrt Frau M. vorschnell beschließen, ihrem Mann zuliebe den Abend zu Hause zu verbringen, bliebe ein Großteil ihrer Bedürfnisse unerfüllt.

Demnach kann es nur darum gehen, die einzelnen Bedürfnisse zur Sprache zu bringen und zu einer für alle Beteiligten bestmöglichen und stimmigen Lösung zu kommen. Dabei ist es hilfreich, eine Instanz in sich zu haben, die den Überblick bewahren und aus einer übergeordneten Perspektive heraus sprechen kann. Diese Instanz ist unser Selbst. Damit hatten wir bereits im zweiten Kapitel den Teil in uns bezeichnet, der in der Lage ist, unser Innenleben aus einer weiteren Perspektive heraus zu betrachten. Das Selbst ist ein Bewusstseinszustand, der es uns erlaubt, unsere inneren Anteile zu beobachten und für sie zu sprechen, ohne uns von ihnen vereinnahmen zu lassen.

Jeder Mensch entwickelt über die Jahre für ihn charakteristische Persönlichkeitsanteile. Einige davon zeigen sich nahezu immer, andere häufig, wieder andere nur in bestimmten Situationen. Zusammen ergeben diese verschiedenen Anteile das innere Team dieses Menschen. Je nach Situation kann die Zusammenstellung der Teammitglieder dabei sehr unterschiedlich sein.

Sehen wir uns hierzu wieder ein Beispiel an: Johannes arbeitet in einer Firma und übernimmt dort sehr verantwortungsvolle Tätigkeiten. Während der Arbeit rücken vor allem seine dynamischen, aktiven und empathischen Anteile in den Vordergrund. Zu Hause, im Kreise der Familie, zeigen sich dagegen vor allem seine schweigsamen, passiven und griesgrämigen Anteile.

Manche dieser Anteile können wir bewusst wahrnehmen, andere führen in unserem Unterbewusstsein eine Art Eigenleben. Wir werden gleich weiter unten sehen, dass es vor allem diese unbewussten Anteile sind, die meist den größten Stress im System machen.

Weiterhin ist es wichtig zu wissen, dass sich jeder Anteil – beziehungsweise jede innere Stimme – in vier unterschiedlichen Dimensionen zeigt, die manchmal mehr oder weniger schnell erkennbar sind. Jeder Anteil hat:

- eigene Körperempfindungen
- eine ganz bestimmte emotionale Lage
- eigene Gedankenmuster und
- dazu passende Bilder

So ließe sich die Stimme der Angst, die im inneren System der Klientinnen meist einen großen Raum einnimmt, körperlich über ein Gefühl der Enge und Anspannung beschreiben, emotional über Gefühle der Angst und Sorge, die dazugehörigen Gedanken wären eventuell »Ich bin alleine/Ich bin hilflos/Ich schaffe es nicht« und das entsprechende Bild könnte das Bild eines verängstigten Kindes sein.

Menschen unterscheiden sich stark in der Art und Weise, ihre verschiedenen Anteile wahrzunehmen. Einige sehen primär Bilder, andere spüren die Anteile eher über ihre Gefühle oder ihre Körperempfindungen, wieder andere nehmen sie vorwiegend als Gedanken wahr.

Je präziser wir unsere inneren Anteile wahrnehmen und beschreiben können, desto eher werden sie für uns konkret fassbar und desto mehr wird das Bedürfnis deutlich, das sich hinter jedem Anteil verbirgt. So steht beispielsweise hinter einem wütenden Anteil meist das Bedürfnis, das eigene System zu verteidigen.

Die Arbeit mit diesem Modell macht es für viele Betroffene leichter, bestimmte Anteile – insbesondere Gefühle – zuzulassen und sich mit ihnen auseinanderzusetzen. Dies geschieht in dem Bewusstsein, dass es sich nur um Anteile handelt, die jedoch nicht die ganze Person ausmachen. Über dieses Vorgehen lässt sich insbesondere die Angst reduzieren, von bestimmten Gefühlen überschwemmt zu werden.

Betrachten wir nun ein mögliches inneres System einer an Magersucht erkrankten Klientin. Mit sehr hoher Wahrscheinlichkeit hat in diesem System ein Anteil die Führung übernommen, den man als die Perfektionistin bezeichnen könnte. Dieser Anteil hat über die Jahre eine bestimmte Vorstellung von Perfektion entwickelt und hält an dieser Vorstellung nun beharrlich fest. Meist ist die Perfektionistin umringt von inneren Richtern oder Kritikern, die die Regeln der Familie und der Gesellschaft verinnerlicht haben und entschlossen sind, diesen Regeln zu folgen. Sie wissen, welches Verhalten gerne gesehen wird. Diese Anteile sind daher auf Anpassung und gutes Funktionieren ausgerichtet.

Während die Perfektionistin und die innere Kritikerin die Messlatte immer höher setzen, kommen mit der Zeit immer mehr Anteile zum Vorschein, die sich gegen diese Vorgaben zur Wehr setzen und entgegen aller Anpassungsversuche für Individualität und Autonomie eintreten. Diese Anteile können als rebellische Anteile bezeichnet werden. In erster Linie zählt hierzu der Anteil, der sich weigert zu essen. Wie im ersten Kapitel beschrieben, greift das System hier auf unsere frühesten und ursprünglichsten Reaktionsweisen zurück. Dieser für Autonomie eintretende Anteil ist es, der sich trotz Laufverbot in den frühen Morgenstunden aus dem Haus schleicht, um die gewohnte Anzahl an Runden eben heimlich zu laufen. Mit diesen rebellischen Anteilen gehen meist Gefühle großer Wut und Aggression einher.

Darüber hinaus gibt es in diesem System Anteile, die primär im Verborgenen walten und die ganze Bündel unangenehmer Gefühle und Gedanken in sich vereinen. Als existenzielle, tiefe und sehr schmerzhafte Anteile stammen sie aus einer Zeit, an die sich die Betroffenen meist nicht mehr bewusst erinnern können. Diese Anteile haben sich seitdem nicht mehr weiterentwickelt und sind auf einem früheren Entwicklungsniveau stehen geblieben. In der Fachliteratur werden diese Anteile deshalb als innere Kindanteile oder als Schattenkindanteile bezeichnet.

Wir haben bereits im ersten Kapitel gesehen, dass jeder Mensch seine ganze Lebensgeschichte mit allen Gefühlen und Gedanken in sich gespeichert hat – ab dem Zeitpunkt der Zeugung bis zum heutigen Tag. Wir haben auch gesehen, dass es dabei keine Rolle spielt, ob wir uns heute noch bewusst an diese Erlebnisse erinnern können oder nicht. Unser System speichert alles ab – und am tiefsten nimmt es dabei Erfahrungen auf, die uns emotional stark berührt haben. Diese Erfahrungen können nun jederzeit wieder reaktiviert werden: »Es braucht dann nur einen passenden Auslöser in der Gegenwart, um die eine oder andere vergangene Szene zum Leben zu erwecken und sie manchmal richtiggehend wiederzuerleben. Man sagt dann, dass der Betreffende in Regression sei, »zurückgegangen« zu einem bestimmten Lebensalter mit den dazugehörigen Gefühlen, Gedanken und Verhaltensweisen. Wir alle regredieren regelmäßig, und das wohl täglich.«[43]

Sobald diese Anteile in uns aktiviert werden, reagieren wir also nicht mehr wie ein Erwachsener oder wie ein Jugendlicher, sondern wie ein kleines Kind. Diese Prozesse laufen meist unbewusst ab und so merken wir häufig nicht, wenn wir in einer Situation plötzlich in unseren inneren Kindanteil zurückfallen. Sehr heftige Gefühle von Angst, Wut und Trauer sind jedoch meist ein Anzeichen dafür, dass es sich um kindliche Gefühle handelt. Wir alle haben Erfahrungen und Gefühle, die uns sehr belastet haben und die wir nicht weiter fühlen wollten, in unser Unterbewusstsein verdrängt. Sie kommen immer dann wieder zum Vorschein, wenn wir uns in einer Situation befinden, die der damaligen Situation ähnelt. Wir werden uns diese Zusammenhänge im vierten Kapitel genauer ansehen.

Menschen, die an Magersucht erkrankt sind, haben vor allem Gefühle der Hilflosigkeit, der Ohnmacht und der Wertlosigkeit tief in ihrem Unterbewusstsein vergraben. In allen Situationen, die diese Gefühle erneut hervorrufen könnten, versuchen sie mit aller Macht zu verhindern, dass diese schmerzhaften Anteile wieder an die Oberfläche kommen. Und so schließt sich der Kreis: Diese Aufgabe übernimmt die oben beschriebene Konstellation aus perfektionistischen und rebellischen Anteilen. Ihre Funktion ist es, die inneren Kindanteile zu beschützen und unter der Oberfläche zu halten. Mit dieser Aufgabe sind sie Tag und Nacht beschäftigt.

Für die Betroffenen ist das Annehmen dieser verletzten inneren Kindanteile oft sehr schwierig. Sie beteuern immer wieder, dass ihre Kindheit nicht besser hätte sein können. Sie haben Angst, ihre Eltern zu beschuldigen und deuten deshalb die eigene Kindheit aus der heutigen Perspektive um.

An dieser Stelle ist es daher essenziell, die Schuldfrage immer wieder in den Hintergrund zu rücken: Jedes Familienmitglied hat zu jedem Zeitpunkt sein Bestmögliches gegeben. Wenn wir in die Vergangenheit zurückgehen, dann tun wir das nicht, um einen Schuldigen zu finden, sondern um genauer zu verstehen, wie vergangene Erfahrungen das jetzige Leben beeinflussen. Wir kommen auf diese Thematik im sechsten Kapitel zurück.

Diese inneren Anteile können nur dann geheilt werden, wenn Du mutig genug bist, tatsächlich die Perspektive Deines inneren Kindes noch einmal einzunehmen und zu sehen, dass bestimmte Situationen für dieses Kind von damals schwierig waren, auch wenn sie aus der heutigen Perspektive harmlos erscheinen.

Die Annahme dieser inneren Kindanteile wird in jedem Fall leichter, wenn Du verstehst, wie sie sich entwickelt haben.

Die Entwicklung der einzelnen Anteile

Nun kommen wir zu einem sehr entscheidenden Punkt: Jeder einzelne innere Anteil entsteht aus einer positiven Absicht heraus. Unsere inneren Anteile möchten uns bei der Bewältigung unserer Lebensaufgaben unterstützen. Diese positive Absicht findet sich immer – auch wenn sich ein Anteil heute in einem Verhalten zeigt, das uns Schwierigkeiten bereitet und das uns schadet.

Sehen wir uns nun also die Entstehung der oben beschriebenen Anteile näher an. Welche Persönlichkeitsteile sich in unserem inneren System stärker herausbilden als andere, wird im Laufe unserer Entwicklung von vielen Faktoren bestimmt. Neben unseren Anlagen, die wir mitbringen, sind vor allem die Erfahrungen, die wir im Laufe unseres Lebens machen, von entscheidender Bedeutung.

Wir kommen nicht mit einem fertigen Gehirn auf die Welt. Unser Gehirn formt sich durch die Erfahrungen, die wir durchleben. Dabei ist es am tiefgreifendsten und am nachhaltigsten während der Phase der Hirnentwicklung programmierbar. Obwohl wir uns an die Zeit im Mutterleib und an die Phase der frühen Kindheit nicht bewusst erinnern können, erfolgen die tiefgreifendsten Prägungen in dieser Zeit. Die Erfahrungen, die wir in dieser Phase mit unseren engsten Bezugspersonen machen, spuren sich sozusagen als Urbeziehungserfahrungen in unserem Gehirn ein. Erfährt ein Kind in dieser Zeit, dass es in seiner Art zu sein vorbehaltlos angenommen wird, entwickelt es eine Art Urvertrauen in das eigene Leben. Erlebt ein Kind dagegen – vor allem in der Phase der frühen Kindheit – dass es bestimmte Erwartungen zu erfüllen hat, um ganz angenommen zu sein, kann es in einen Zustand der Verwirrung geraten und sich in einem seiner Grundbedürfnisse verletzt fühlen. In diesem Fall wird das Kind versuchen, sich schnellstmöglich aus dieser Situation zu befreien. Eine mögliche Lösung – und das ist die Lösung, die die Betroffenen wählen – ist, sich selbst abzuwerten. Die Abwertung durch andere ist dann weniger schmerzhaft, da diese Abwertung letztendlich nur die eigene Annahme bestätigt. Hier entsteht der Anteil, der sich selbst für ungenügend hält.

Kinder lieben ihre Eltern und sehnen sich nach einer intensiven Bindung. Aus diesem Gefühl heraus orientieren sie sich an den Verhaltensmustern, den Rollenvorstellungen und der Realität ihrer engsten Bezugspersonen. Erlebt ein Kind in seinem Umfeld beispielsweise kognitive Leistungen und die Anpassung an gesellschaftliche Normen als erstrebenswert, wird es sich, aus seinem Bedürfnis nach Zugehörigkeit und Anerkennung heraus, auf diese Gebiete konzentrieren. Es verinnerlicht die Wünsche und Erwartungen, die andere Menschen an es haben, und wird dafür mit genau diesem Gefühl der Anerkennung belohnt. So entstehen die innere Richterin und die Perfektionistin.

Das Problem scheint gelöst und so prägen sich diese Bewältigungsstrategien über die Zeit immer tiefer ein: »Je öfter wir einen Gedanken denken, eine Handlung vollziehen, ein Gefühl fühlen, desto wahrhaftiger wird es, desto tiefer prägt es sich als neuronale Reiz-Reaktion-Verknüpfung in unser Gehirn, in unser Bewusstsein ein. Die neuronalen Verschaltungen in unserem Gehirn werden bei gewohnheitsmäßiger Wiederholung von Gedanken, Gefühlen und Taten zu immer breiteren Datenautobahnen, während für alternative Gedanken, Gefühle und Taten bestenfalls ein kleiner Trampelpfad zur Verfügung steht.«[44]

Da diese Erfahrungen meist in einer Zeit stattfinden, an die wir uns nicht bewusst erinnern können, wirken sie umso tiefer und wir halten sie für ganz selbstverständlich zu uns gehörig, da wir es bewusst nie anders erlebt haben.

In dem Moment, in dem später der Druck auf das eigene innere System zu groß wird, entstehen – wie oben beschrieben – die rebellischen Anteile mit dem Ziel, das eigene System zu schützen.

Auswirkungen auf die Entwicklung der Wahrnehmung

Der Wunsch, den Vorstellungen anderer Menschen zu entsprechen, und die darunterliegende Angst, nicht zu genügen, begleiten die Betroffenen meist über mehrere Jahre hinweg. Im Folgenden sehen wir uns an, wie sich diese Orientierung an anderen Menschen auf die Entwicklung der eigenen Wahrnehmung auswirkt.

Unsere Wirklichkeit ist zu komplex, um sie in ihrer Vollständigkeit wahrnehmen zu können. Daher ist unser Gehirn gezwungen, die Komplexität der Außenwelt zu reduzieren und Informationen auszublenden. Was übrig bleibt, ist ein verzerrtes und subjektives Bild der Realität. Die Auswahl an Informationen, die unser Gehirn in diesem Wahrnehmungsprozess trifft, richtet sich nach unseren Erfahrungen: »Die Erfahrungen, die ein Mensch im Lauf seines Lebens gemacht hat, sind fest in seinem Gehirn verankert, sie bestimmen seine Erwartungen, sie lenken seine Aufmerksamkeit in eine ganz bestimmte Richtung, sie legen fest, wie er das, was er erlebt, bewertet, und wie er auf das reagiert, was ihn umgibt und auf ihn einstürmt.«[45]

Damit ist unser Gedächtnis unser wichtigstes Sinnesorgan. Wir sehen zu 99 Prozent die Inhalte, die in unserem Gedächtnis schon vorhanden sind, und nur 1 Prozent kommt aktuell über unsere anderen Sinnesorgane hinzu. Wir schreiben also die Wirklichkeit, die uns umgibt, so um, dass sie am Ende so aussieht, wie unser Gehirn annimmt, dass sie aussehen müsste.[46]

Jeder Mensch hat unterschiedliche Erfahrungen gemacht und jeder nimmt daher die Wirklichkeit auf seine ganz eigene und völlig subjektive Art und Weise wahr. Jeder entwickelt im Laufe seines Lebens ganz persönliche Filter, die er vor die Realität setzt. Diese Filter sind wie Brillen, durch die wir die Wirklichkeit sozusagen eingefärbt wahrnehmen. Jeder Mensch hat dabei mehrere dieser Brillen, da jeder Persönlichkeitsanteil die Wirklichkeit auf seine eigene Art und Weise filtert. So nimmt ein sorgenvoller Anteil im Außen vorwiegend Situationen wahr, die gefährlich sind oder gefährlich werden könnten, und ein Helferanteil konzentriert sich auf Situationen, in denen Hilfe benötigt wird.

Bei Menschen, die an Magersucht erkrankt sind, passiert nun Folgendes: Sie haben wiederholt die Erfahrung gemacht, dass sie bestimmte Erwartungen zu erfüllen haben, um von ihrem Umfeld ganz angenommen zu sein. Durch ihre differenzierte Wahrnehmung spüren sie die

Vorstellungen, Haltungen und Irritationen der Menschen um sie herum noch intensiver. Sie nehmen daher noch deutlicher wahr, wie sie sein sollten und fangen an, nach diesen Vorstellungen zu leben. Mit der Zeit bauen sie ihre Antennen immer weiter aus, um die Erwartungen anderer Menschen noch präziser wahrzunehmen zu können. Die Betroffenen betrachten und beurteilen ihr Leben schließlich aus der Perspektive anderer Menschen und trauen Wahrnehmungen und Beobachtungen anderer mehr als den eigenen. Je mehr sich ein Kind in seiner Umgebung verunsichert fühlt, desto mehr richtet es sein Bewusstsein nach außen und kreiert eine Art Scheinsicherheit, indem es sich an andere Menschen anpasst.

Im Gegenzug nimmt die Wahrnehmung des eigenen Innenlebens ab und die eigenen Körperwahrnehmungen werden zunehmend als störend erlebt. Hier liegt der Ursprung des Kampfes gegen den eigenen Körper, den die Betroffenen über Jahre hinweg führen. Sie spüren kein Zuviel oder Zuwenig mehr, da sie ihr eigenes Zentrum und damit auch ihre eigenen Grenzen verloren haben. Folglich sind sie leicht von außen beeinflussbar und lenkbar. Und nicht nur das – sie machen sich von anderen Menschen abhängig, da sie keine eigene Orientierung mehr haben.

Ihr unbewusstes Ziel ist es, ganz dazuzugehören und von ihren engsten Bezugspersonen ganz angenommen zu sein. Folglich ist ihre Wahrnehmung im Außen auf das konzentriert, was noch fehlt, um dieses Ziel zu erreichen. Sie nehmen daher in ihrem Leben in erster Linie die Dinge wahr, die noch nicht funktionieren und die noch verbesserungswürdig sind – ganz unabhängig davon, was im Außen tatsächlich passiert. Gleichzeitig blenden sie systematisch alles aus, was in ihrem Leben gut läuft. Es ist wenig erstaunlich, dass diese Art der Wahrnehmung mit Fortschreiten der Erkrankung in die völlige Resignation und Selbstzerstörung führt.

Die Wirklichkeit, in der Du lebst, hat sich Dein Gehirn also selbst so aufgebaut. Wenn Du davon ausgehst, nicht zu genügen, filterst Du Deine Wahrnehmungen entsprechend und Dein Gehirn sammelt im Außen Beweise, dass dem tatsächlich so ist.

Hier kommt eine neue Perspektive: Wenn Du es schaffst, Dich einen ganzen Tag lang bewusst nur auf die Dinge zu konzentrieren, die gut laufen in Deinem Leben, dann sucht Dein Gehirn dafür nach Beweisen im Außen und Du kommst am Ende des Tages zu dem Schluss, dass alles in bester Ordnung ist.

Die Konstruktion unseres Selbstbildes

In gleichem Maße, wie wir uns unsere Wirklichkeit selbst kreieren, ist auch das Bild, das wir von uns selbst haben, unser eigenes Konstrukt. Wenn sich ein Mensch für wertlos und ungenügend hält, dann tut er dies auf der Basis seiner bisherigen Erfahrungen und deren Bewertungen.

Gerald Hüther erklärt dies folgendermaßen: »All das, was Ihre Persönlichkeit ausmacht, das, worauf Sie stolz sind, ebenso wie das, was Sie an sich selbst nicht mögen, worunter Sie vielleicht sogar leiden, Ihre Schwächen und Stärken, Ihre Fähigkeiten und Kenntnisse, Ihre Wünsche und Erwartungen, auch Ihre Träume und Ängste, sind Ergebnis und Ausdruck der Installationen, der neuronalen Verschaltungsmuster, die bisher in Ihrem Hirn entstanden sind.«[47]

Diese Konstrukte sind wichtig für uns, denn unsere Annahmen darüber, wer wir sind, geben uns Halt. Dies gilt in gleichem Maße für die positiven wie für die negativen Annahmen. Wenn wir die Welt als bedrohlich, unsicher und wenig verlässlich erleben, scheint es manchmal besser, einen negativen Halt zu haben als gar keinen.

Menschen, die an Magersucht erkranken, haben über die Jahre ein Selbstbild entwickelt, das auf Leistung basiert und das ihnen höchste Anstrengung abverlangt. Der Preis, den sie dafür zahlen, eine intelligente Schülerin, eine vorbildliche Tochter und eine verlässliche Freundin zu sein, ist enorm hoch. Sie sind nicht mehr in der Lage, zwischen dem, was sie leisten, und dem, was sie eigentlich sind, zu unterscheiden. Der Weg, den die Krankheit vorgibt, führt zu immer stärkerer Entfremdung von dem, was ihr eigenes Wesen ausmacht, zu immer größerer Anstrengung und immer schwereren depressiven Zuständen: »Je weiter wir uns von unserem Zentrum entfernen, desto größer ist die Unruhe, die wir mitmachen müssen. Und desto größer ist auch die Strecke, die wir für jede Umdrehung zurückzulegen haben. Umso mehr müssen wir arbeiten.«[48]

Der Weg zurück zum Zentrum

Wie kommen wir nun zurück zu dem, was uns eigentlich ausmacht? Letztendlich geht es darum, unser Gefühl von »ich bin« wieder auf unser Wesen als Mensch zu beziehen und uns an unsere seelische Dimension zu erinnern.

Das ist natürlich keine Aufgabe, die wir innerhalb kurzer Zeit bewerkstelligen können. Vielmehr geht es um eine tägliche Übung, die an einigen Tagen besser und an anderen weniger gut funktionieren wird. Umso wichtiger ist es daher, dem eigenen System eine klare Richtung vorzugeben und bewusst die Anteile zu sich zurückzuholen, die sich an ihr eigentliches Wesen und ihr eigenes Potenzial erinnern. Jeder Mensch hat sein eigenes Bild oder Gefühl dieser »seelischen« Anteile – sie können sich daher in den verschiedensten Formen zeigen.

Je mehr Du Deinen ganz persönlichen Weg findest, Dich immer wieder an diese Anteile zu erinnern – indem Du sie beispielsweise zeichnest, als Figuren aufstellst oder was immer Du möchtest –, desto mehr bleiben diese Anteile in Deinem Leben präsent.

Darüber hinaus ist es hilfreich, immer wieder eine Beobachterposition einzunehmen und die Vorstellung zuzulassen, dass unser Selbstbild ein Konstrukt ist. Wenn wir uns nicht bewusst sind, dass wir unsere Realität selbst konstruiert haben und dass die Annahme, ungenügend zu sein, damals eine Hilfskonstruktion unseres eigenen Systems gewesen ist, ist es nahezu unmöglich, aus diesen Programmierungen auch wieder auszusteigen.

Unabhängig davon, wie real und wie schlimm sich Deine Wirklichkeit anfühlt – es ist nur Dein eigenes Bild von Dir, das Du Dir selbst so aufgebaut hast. Du kannst dieses Bild in jedem Moment loslassen und eine neue Wahl treffen. Du bist unermesslich viel mehr. Und wenn Du Dich ruhig hinsetzt und in Dich hineinhörst, dann kannst Du das auch ganz deutlich spüren.

Was nun noch fehlt, ist die Heilung des inneren Kindes auf der persönlichen Ebene. Auch wenn alle Erfahrungen von einer seelischen Perspektive aus Sinn ergeben, so müssen sie dennoch auch auf der persönlichen Ebene in vollem Umfang geheilt werden. Dieser Prozess erfolgt in psychotherapeutischen Sitzungen und erfüllt im Nachhinein die Bedürfnisse des Kindes, die damals nicht erfüllt werden konnten. Mithilfe der Anteile, die sich an die eigene Essenz und an das eigene Potenzial erinnern, fällt es in den meisten Fällen leichter, dieses innere Kind zu heilen.

Erst wenn sie dieses innere Kind gut versorgt und in Sicherheit wissen, können die perfektionistischen, kritischen und rebellischen Anteile zurücktreten. Dabei geht es nicht darum, diese Anteile loszuwerden, sondern sie in einer gemäßigten und gesunden Form in das eigene System zu integrieren. In einer abgemilderten Form enthält jeder Anteil auch immer Ressourcen und Stärken. Auch hier ist es also sinnvoll, den Überblick über das zu behalten, was sich in unserem Inneren abspielt, und unsere eigenen Teammitglieder sowie deren Stärken und Schwächen möglichst klar zu sehen.

Je besser Du Deine eigenen inneren Stimmen kennst, desto leichter kannst Du sie auch unterscheiden. Du spürst dann, ob es gerade die Stimme der Angst ist, die Dich führen will, oder die Stimme Deiner Seele. So bekommst Du immer mehr Vertrauen in Dein eigenes System und Du fühlst Dich immer sicherer mit Dir selbst.

Um wirklich gut mit Deinen inneren Anteilen in Kontakt zu kommen, ist es hilfreich, Dich immer wieder daran zu erinnern, dass sie alle aus einer positiven Absicht heraus entstanden sind. Je mehr Du Deine inneren Anteile achtest, desto eher wird auch ihr gesunder Kern wieder sichtbar.

Innere Teams im Kontext der Familie

Auch für alle anderen Familienmitglieder ist es natürlich hilfreich, einen Überblick über das eigene innere Team zu haben und zu wissen, welche der eigenen Anteile im täglichen Zusammenleben eine besonders wichtige Rolle spielen. Wenn Sie möchten, können Sie daher an dieser Stelle Ihre wichtigsten inneren Anteile auf ein Blatt Papier zeichnen oder schreiben.

Sie können Ihre inneren Anteile nach bestimmten Eigenschaften benennen (z. B. der/die Hilfsbereite; der/die Optimist/in), nach bestimmten Gefühlen (z. B. der/die Zufriedene; der/die Verzweifelte), nach bestimmten Rollen (z. B. der/die Chef/in; der/die Freund/in), nach bestimmten Archetypen (z. B. der/die Krieger/in; der/die Künstler/in) oder auch nach bestimmten Tieren (z. B. der Löwe; die Schnecke) – was immer für Sie am passendsten erscheint. Dabei können Sie – wenn Sie sie spüren – auch Ihre seelischen Anteile einzeichnen, also die Anteile, die sich mit Ihrem wahren Wesen verbunden fühlen. Abschließend ist es wichtig, einen geeigneten Platz für Ihren inneren Beobachter in Ihrem System zu finden. Er hat die Möglichkeit, Ihre Anteile aus einer übergeordneten Perspektive wahrzunehmen und sich mit anderen Menschen über diese Anteile auszutauschen.

Wenn Sie möchten, können Sie sich nun eines Ihrer Familienmitglieder vorstellen, mit dem Sie immer wieder in Konflikte geraten. Überlegen Sie dann, wie das innere Team dieser Person aussehen könnte, und versuchen Sie dabei, auch die Anteile wahrzunehmen, die sich vielleicht eher im Hintergrund befinden und nicht immer deutlich sichtbar sind.

In einem zweiten Schritt können Sie sich auf die Anteile dieser Person konzentrieren, zu denen Sie eine gute Verbindung spüren und die Sie als angenehm erleben.

Wie sich ein konkreter Austausch zu einzelnen inneren Anteilen zweier Personen gestalten kann, werden wir uns im sechsten Kapitel ansehen.

Das Modell der inneren Anteile erlaubt es uns, ein Gefühl für die eigene Komplexität und damit auch für die Komplexität unseres Gegenübers zu bekommen. Es ist hilfreich, sich immer wieder daran zu erinnern, dass die inneren Anteile eines Menschen ein in sich stimmiges Gesamtsystem bilden und dass auch die Anteile, die wir an unserem Gegenüber als sehr unangenehm erleben, ursprünglich entstanden sind, um diesem Menschen zu helfen.

4 Die Bedeutung unserer inneren Prozesse

Im vorangegangenen Kapitel haben wir gesehen, wie wir uns die Realität, in der wir leben, über die Jahre selbst konstruieren und wie unser inneres Team entsteht.

In diesem Kapitel gehen wir nun einen Schritt weiter und untersuchen, wie genau und an welchen Stellen wir selbst Einfluss auf diese Konstruktion nehmen können. Dazu ist es wichtig zu verstehen, wie unsere inneren Prozesse genau funktionieren. Im Folgenden sehen wir uns diese Prozesse näher an und widmen uns ab jetzt der Frage, wie ein konkreter Weg aus der Erkrankung aussehen kann.

Um sich im Leben gut zurechtzufinden, haben wir verschiedene Werkzeuge zur Verfügung: insbesondere unsere Wahrnehmung, unser Denken, unser Fühlen und unser Handeln. Je nachdem, wie wir diese Werkzeuge gebrauchen, stärken sie unser System oder sie schwächen es.

Über unsere Wahrnehmung nehmen wir die Reize auf, die in unser System hereinkommen. Dabei wird zwischen einer Außenwahrnehmung (Aufnahme von Reizen aus der Außenwelt) und einer Innenwahrnehmung (Aufnahme von Reizen aus dem eigenen System) unterschieden. Die Wahrnehmung unseres Innenlebens umfasst eine Vielzahl von unterschiedlichen Prozessen, unter anderem die des Denkens und Fühlens. Nach Verarbeitung dieser Prozesse in unserem Systeminneren können wir über einen Ausdruck (Sprechen, Handeln, Gestik, Mimik) wieder mit der Außenwelt in Verbindung treten.[49]

Wie gehen Menschen, die an Magersucht erkrankt sind, mit diesen Werkzeugen um? Die meisten Betroffenen setzen ihre Wahrnehmungen, ihr Denken, ihr Fühlen und ihr Handeln gegen sich selbst ein und schwächen damit ihr eigenes System immer weiter. Am Beispiel der Wahrnehmung haben wir dies im vorangegangenen Kapitel gesehen.

Nur über ein genaues Beobachten und Verstehen dieser inneren Prozesse können wir die hier entstehende Eigendynamik aufhalten.

Letztendlich geht es in diesem Kapitel darum zu verstehen, wie Dein eigenes inneres System funktioniert. Je mehr Du über Deine inneren Prozesse weißt, desto eher findest Du selbst den Punkt, an dem Du falsch abgebogen bist und an dem sich die Erkrankung in Dir verselbstständigt hat.

Deine inneren Prozesse möchten in einem ausgewogenen Verhältnis zueinander stehen. Je mehr Du lernst, Deinen Gefühlen und Deinem Körper neu zu vertrauen, desto eher beruhigt sich in der Folge auch Dein Denken. Wir werden uns all diese Bereiche im Folgenden näher ansehen.

Das Ziel der nächsten Abschnitte ist es, Dein eigenes inneres System aufzuräumen. So wie ein Haus regelmäßig entrümpelt und in eine gewisse Ordnung gebracht werden muss, ergibt es ebenso Sinn, regelmäßig einen Blick auf Dein eigenes inneres System zu werfen und Dinge auszumisten. Auch hier sammelt sich Ballast an, den Du nicht mehr brauchst und der Dir in einigen Fällen sogar schadet. Meist sind das alte Glaubenssätze und alte Gefühle.

An dieser Stelle ist es wichtig, Dich daran zu erinnern, dass Du immer die Wahl hast. Entweder Du findest Dich mit diesem Ballast ab und lässt ihn stehen – oder Du triffst wach und klar eine neue Wahl und räumst auf. Diese Möglichkeit hast Du: »Hier wird auch erstmals deutlich [...], was ein menschliches Gehirn gegenüber allen programmgesteuerten Konstruktionen auszeichnet: die zeitlebens vorhandene Fähigkeit, einmal im Hirn entstandene Verschaltungen und damit die von ihnen bestimmten Denk- und Verhaltensmuster, selbst scheinbar unverrückbare Grundüberzeugungen und Gefühlsstrukturen, wieder zu lockern, zu überformen und umzugestalten.«[50]

Dieser Prozess erfordert Mut und Bewusstsein. Gleichzeitig hast Du so aber die Möglichkeit, Dich in Dir selbst wieder wohl zu fühlen und Dein eigenes Leben auf eine völlig neue Art und Weise zu sehen.

Wenn Du ein wirklich stabiles Zentrum in Dir selbst aufbauen möchtest, muss Dein Gehirn entsprechend neue Informationen bekommen. Sonst greift es auf alten Bestand zurück, da es für das Gehirn energiesparender ist, immer wieder die gleichen alten Programme ablaufen zu lassen. Diese spulen sich ganz automatisch ab und verbrauchen daher wenig Energie. Im Gegensatz dazu ist die Entwicklung neuer Ideen, Bilder und Gedanken mit einem erhöhten Energieaufwand verbunden. Aus diesem Grund halten wir oft so lange an Mustern und Programmen fest, die uns eigentlich schaden.

Dein eigenes System mit neuen Informationen zu versorgen, ist daher ein Prozess, der in erster Linie Geduld und Ausdauer erfordert. Die destruktiven Programme, die sich über die Jahre herausgebildet haben, lassen sich nicht innerhalb eines Tages ausschalten. Daher ist es wichtig, dass Du am Ball bleibst, Dein Bewusstsein zu Hilfe nimmst und immer wieder genau überprüfst, was in Deinem Inneren gerade abläuft. Die folgenden Abschnitte können Dir dabei helfen.

Auch wenn Dir das alles zu Beginn etwas kompliziert erscheint, der Weg lohnt sich in jedem Fall und Dein Leben wird dadurch enorm erleichtert.

Formen der Wahrnehmung

Unsere inneren Prozesse sind alle sehr eng miteinander verwoben. Um einen guten Überblick über ihre Funktionsweise zu bekommen, werden wir sie im Folgenden einzeln betrachten. Wir beginnen mit dem Bereich der Wahrnehmung.

Sich mit der eigenen Wahrnehmung zu beschäftigen, hört sich für die meisten Menschen wohl eher unspektakulär und wenig einladend an. Wir werden in diesem Abschnitt sehen, warum es so wichtig ist, sich in diesem Bereich gut auszukennen, und warum das Leben durch eine klare Wahrnehmung sehr viel leichter wird.

Über die Wahrnehmung haben wir die Möglichkeit, sowohl unsere Umwelt wie auch unser Innenleben in sehr präziser Weise zu erfassen und uns so in der Welt zu orientieren. Die Voraussetzung dafür ist, dass es uns gelingt, im Kontakt mit der Umwelt die Wahrnehmung der eigenen Person nicht zu verlieren. Wie im dritten Kapitel beschrieben, ist diese Unterscheidung zwischen Selbstwahrnehmung und Außenwahrnehmung für die meisten Klientinnen eine große Herausforderung: Sie haben sich so mit der Sichtweise anderer Personen identifiziert, dass sie nicht mehr unterscheiden können, was sie selbst wahrnehmen und welche Wahrnehmungen sie von anderen Personen übernehmen. Die Konsequenz daraus ist eine innere Verwirrung, die alle weiteren inneren Prozesse stark beeinflusst.

In einem ersten Schritt ist es hilfreich zu lernen, Deine eigene Wahrnehmung zu beobachten und Dich immer wieder ganz bewusst in Deiner Selbstwahrnehmung zu verankern.

Zu Beginn ist es leichter, Dich auf Dich selbst zu konzentrieren, wenn keine anderen Menschen im Raum sind. Nur so kannst Du ganz bewusst Dein Eigenes spüren, indem Du beispielsweise Deinen Atem bewusst wahrnimmst oder einzelne Körperteile bewusst spürst.

Erst wenn Du in der Lage bist, Dich selbst gut wahrzunehmen, kannst Du lernen, auch im Kontakt mit anderen bei Dir zu bleiben. Wenn es Dir gelingt, Deine Wahrnehmung immer mehr zu steuern und mit Deiner Aufmerksamkeit während eines Gesprächs beispielsweise alle zwei Minuten zu Dir zurückzukommen, wird es sehr viel leichter, Dein eigenes Zentrum zu wahren.

Immer wenn Du Dich mit Deiner Aufmerksamkeit ganz in Dir selbst verankerst, stärkst Du damit Dein eigenes System.

? In diesem Zusammenhang sind folgende Fragen hilfreich:

- In welchen Situationen gelingt es mir am ehesten, mit meiner Wahrnehmung bei mir zu bleiben?
- In welchen Situationen fällt mir dies schwerer?
- Welche Techniken sind für mich hilfreich, um mit der Wahrnehmung immer wieder zu mir selbst zurückzukommen?

Die Fähigkeit, sich selbst gut wahrnehmen zu können, ist auch für jede Art von Therapie von entscheidender Bedeutung. Klientinnen, die sich am Beginn der Therapie befinden, nehmen die Therapiestunde meist aus der Sicht des Therapeuten wahr, das heißt, sie überlegen sich, was dieser über sie denken könnte und was wohl die passendste Antwort auf seine Frage wäre. Eine Therapie wirkt allerdings erst dann in vollem Umfang, wenn immer wieder sichergestellt wird, dass die Klientin die Therapiestunde tatsächlich aus ihrer eigenen Perspektive wahrnimmt.

Darüber hinaus ist es für die Betroffenen wichtig zu wissen, dass es verschiedene Formen von Wahrnehmung gibt. Diese lassen sich auf einer Skala anordnen. Am einen Ende dieser Skala befindet sich die fokussierte und konzentrierte Wahrnehmung, die wir beispielsweise für unser Denken brauchen; das andere Ende der Skala bildet die sogenannte weiche Wahrnehmung. Im Zustand dieser weichen Wahrnehmung hört das Denken auf und es entsteht eine Offenheit für den jetzigen Augenblick, bei dem alle Wahrnehmungskanäle weit geöffnet sind.[51]

Die fokussierte Wahrnehmung ist vorwiegend auf unser Tun ausgerichtet, die weiche Wahrnehmung auf unser Sein – sie verbindet uns mit dem, was wir eigentlich sind, und lässt diesen weiten Raum in uns entstehen. In der Wahrnehmung spiegeln sich demnach die verschiedenen Dimensionen unserer Existenz. Wie wir im zweiten Kapitel gesehen haben, ist es wichtig, in diesen verschiedenen Dimensionen gleichzeitig zu Hause zu sein. Dasselbe gilt folglich auch für die Wahrnehmung.

Um in einen Zustand der inneren Ruhe und Ausgeglichenheit zu kommen, brauchen wir sowohl unsere fokussierte als auch unsere weiche Wahrnehmung und die gesamte Skala dazwischen.

An Magersucht erkrankte Menschen sind den ganzen Tag damit beschäftigt, Leistung zu erbringen und angestrengt zu denken. Damit befinden sie sich fast ausschließlich in einem Zustand fokussierter Wahrnehmung, in dem vorwiegend die linke Gehirnhälfte dominant ist. An diesem Punkt haben viele Betroffene das Gefühl, wahnsinnig zu werden. Das bereits im ersten Kapitel angeführte Zitat beschreibt genau diesen Zustand: »Ich hatte das Gefühl, dass jedes Tun und jede Bewegung gezwungen, bewusst gesteuert waren; ich legte mir Aufgaben zurecht, um ja nur Sinnvolles zu tun; ich konnte mich nirgends hinsetzen und ausruhen; ich rannte nur noch von einer Aktivität zur nächsten. Ich hatte doch einmal ganze Tage im Bett verbringen können und jetzt trieb mich ein innerer Motor. Es ist schwer, dieses Gefühl zu beschreiben. Es war ein ganz anderes Wirklichkeitsgefühl. Es gab kein normales Tun mehr; auch Händewaschen geschah gesteuert. Es gab nichts Ungewolltes im Sinn von Versinken und Fallenlassen.«[52]

Die meisten Klientinnen wissen nicht, dass es auch einen unangestrengten Zustand der Wahrnehmung gibt. Andere wissen davon, haben aber Angst, in diesem Zustand ihr Wissen und ihre Kompetenzen zu verlieren.

Die Bedeutung dieser weichen Form der Aufmerksamkeit für die Betroffenen kann daher kaum überschätzt werden, da sich in diesem Zustand das fokussierte Denken beruhigt. Das innere System einer erkrankten Person kann sich nur dann wirklich entspannen, wenn die krankhaften Denkprozesse irgendwann gestoppt werden.

Du kannst die weiche Form der Wahrnehmung ganz einfach ausprobieren: Du setzt Dich bequem hin und richtest Deinen Blick auf etwas, das geradeaus vor Dir ist. Dann entspannst Du Deine Augen und atmest so gleichmäßig wie möglich. Während Dein Blick weiterhin auf diesem Punkt vor Dir ruht, weitest Du nun Dein

Sichtfeld nach links und rechts aus – so weit, wie es für Dich noch angenehm ist. Du kannst auch Deine Augen schließen und diesen Blick innerlich für Dich beibehalten. Nach einiger Zeit dehnst Du diese panoramische Aufmerksamkeit auch auf das Hören und das Spüren aus. Du lässt alle Geräusche in Deiner Umgebung gleichzeitig in Dein Bewusstsein kommen und ebenso all Deine körperlichen Empfindungen.[53] Diese Haltung wird als empfangendes Gewahrsein bezeichnet.

Über die weiche Wahrnehmung verbindest Du Dich mit dem, was Du eigentlich bist. Wenn Du weißt, wie sich diese Form der Wahrnehmung anfühlt, kannst Du während eines Tages bei den verschiedensten Tätigkeiten immer wieder darauf zurückkommen.

Je besser Du Dich mit Deiner eigenen Wahrnehmung auskennst, desto mehr fühlst Du Dich in Deinem eigenen Leben wirklich anwesend. Hier spielt auch der Atem eine sehr große Rolle. Darauf kommen wir weiter unten zurück.

Der Unterschied zwischen Wahrnehmung und Interpretation

Um das Kapitel Wahrnehmung abzuschließen, sehen wir uns an dieser Stelle noch kurz den Unterschied zwischen einer Wahrnehmung und einer Interpretation an.

Im Alltag geht alles meist sehr schnell: Wir nehmen etwas wahr und schon folgt eine Reaktion, ohne dass wir im Einzelfall genau verstehen, wie es überhaupt zu dieser Reaktion gekommen ist. Daher ist es sinnvoll, verschiedene Vorgänge zu unterscheiden, die sich hier nacheinander abspielen. Bei diesen Vorgängen handelt es sich um:

- die Wahrnehmung einer Situation
- die Interpretation dieser Wahrnehmung
- das Gefühl, das daraus entsteht und
- die darauffolgende Reaktion

Betrachten wir ein Beispiel: Sophie hat mit einem Freund vereinbart, dass er sie zu einem bestimmten Zeitpunkt anruft. Der Freund ruft aber weder an diesem noch am folgenden Tag an.

Die Wahrnehmung bezieht sich nun auf das reine Sehen (und/oder Hören) eines bestimmten Sachverhaltes. In diesem Fall nimmt Sophie wahr, dass der Freund sich nicht meldet, obwohl es so vereinbart war. Auf diese Wahrnehmung folgt meist automatisch eine Interpretation. In unserem Beispiel könnten dies die folgenden Gedanken sein: Er hat es vergessen/Er hat mich vergessen/Unsere Freundschaft ist ihm nicht wichtig genug. Aufgrund dieser Interpretation entsteht nun ein bestimmtes Gefühl: Sophie fühlt sich traurig. Dieses Gefühl löst wiederum eine bestimmte Reaktion aus: So könnte sie nun beginnen, sich gedanklich aus der Beziehung zurückzuziehen.

Das Entscheidende dabei ist nun, dass die eigene Interpretation immer völlig subjektiv ist: Ein Mensch kann unzählige Gründe haben, sich nicht zu melden. Im Moment der Interpretation kennt Sophie keinen einzigen davon. Mit ihrer Interpretation setzt sie also ihren ganz persönlichen Filter vor die Realität, ohne sich dessen bewusst zu sein.

Die Auswirkungen der Erkrankung

Die meisten Betroffenen haben die Tendenz, sämtliche Wahrnehmungen auf sich zu beziehen und sie darüber hinaus in für sie ungünstiger Weise zu deuten. Sie fühlen sich kontinuierlich latent schuldig an nahezu allem, was im Außen passiert. Je weiter die Krankheit voranschreitet, desto mehr beginnen sie, alles Mögliche zu deuten. Jeder kleinste Blick des Gegenübers sowie der Tonfall einzelner Wörter wird genau wahrgenommen und dann zu ihren Ungunsten interpretiert. Im schlimmsten Fall geht dies so weit, dass sie sich von fremden Personen auf der Straße beobachtet fühlen und zum Teil unter Verfolgungswahn leiden. Die Kommunikation und das Zusammensein mit anderen Menschen werden für sie folglich immer komplizierter und schwieriger.

Hier hilft nur zu erkennen, dass es sich dabei um Deine eigenen Interpretationen und Gedanken handelt, die mit der ursprünglichen Wahrnehmung nichts mehr zu tun haben. Nur Du selbst kannst Dich aus diesen Gedankengebäuden auch wieder befreien.

? Um von diesen Interpretationen Abstand zu nehmen, sind folgende Fragen hilfreich:

- Kann ich mit großer Sicherheit sagen, dass das wirklich wahr ist?
- Welche anderen Interpretationen wären hier möglich?
- Wie würde ein neutraler Beobachter die Situation einordnen?

Betrachten wir in diesem Zusammenhang ein sehr deutliches Beispiel. Eine Person richtet folgende Worte an Dich: »Du bist dumm.« Auf der reinen Wahrnehmungsebene sind das erst einmal nur drei Worte: Du + bist + dumm. Was Du daraus machst, ist allein Deine Sache. Du könntest diese Worte auch einfach so stehen lassen. Eine Person kann Dich nur dann verletzen, wenn Du ihre Worte in Dein eigenes System aufnimmst, selbst daran glaubst und der Aussage dieser Person zustimmst.

Letztendlich geht es darum, die Verantwortung für Deine eigene Wahrnehmung und alle Prozesse, die in der Folge ablaufen, zu übernehmen und bewusst zu steuern: »Warum ist es so wichtig, diese inneren Vorgänge zu sortieren? Damit der Empfänger sich darüber im Klaren ist, dass seine Reaktion immer *seine* Reaktion ist – mit starken eigenen Anteilen. Und damit er Ansatzpunkte sieht, diese eigenen Anteile gegebenenfalls zu überprüfen [...].«[54]

Wenn Du weißt, dass es einen Unterschied gibt zwischen der Wahrnehmung einer Situation und deren Interpretation, kannst Du Dich beim nächsten Mal aktiv für eine neue Interpretation entscheiden. Diese Wahlmöglichkeit ist von großer Bedeutung: Auch wenn wir häufig keinen Einfluss darauf haben, was in unserem Leben passiert, so bleibt uns doch immer die Wahl der Interpretation. Wir haben die Freiheit, alle Ereignisse so zu deuten, dass sowohl unsere eigene Würde als auch die Würde des anderen gewahrt bleibt.

In einer Familie ist natürlich nicht nur die erkrankte Person gefährdet, aus einer Wahrnehmung eine Interpretation zu machen, sondern auch alle anderen Familienmitglieder. Daher ist es gerade in schwierigen Gesprächen für alle Beteiligten wichtig, den Überblick zu behalten, um nicht in einen Strudel hineinzugeraten und am Ende nur noch die Interpretation der Interpretation diskutieren zu müssen.

Bewusste Denkprozesse

Im Durchschnitt gehen uns pro Tag ungefähr 60 000 Gedanken durch den Kopf. Mit diesen Gedanken programmieren wir unser Unterbewusstsein – und dieses Unterbewusstsein steuert wiederum den größten Teil unseres Verhaltens: »Ihr Unterbewusstsein ist wie die Crew eines Schiffes. Sie sind der Kapitän. Es ist Ihre Aufgabe, der Mannschaft Befehle zu erteilen. Wenn Sie das tun, nimmt die Mannschaft alles, was Sie sagen, wörtlich.«[55]

Ein Gedanke wie beispielsweise »Ich bin nichts wert« geht also eins zu eins so an die Mannschaft in unserem Unterbewusstsein, die dann genau in diese Richtung rudert. Der Verlauf unseres Lebens wird damit ganz entscheidend durch unsere Art zu denken geprägt. Allerdings sind wir uns dessen meist nicht bewusst, und unser Denken ist über die Jahre völlig selbstverständlich für uns geworden.

Auch in diesem Bereich geht es nun darum, ein Bewusstsein für die eigenen Denkprozesse zu entwickeln und zu erkennen, an welchen Stellen die eigene Art zu denken mehr schadet als nützt.

Für Menschen, die an Magersucht erkrankt sind, ist diese Thematik in besonderer Weise wichtig. Wie bereits im ersten Kapitel beschrieben, haben sich die Betroffenen in diesem Bereich des Denkens verfangen. Sie verdrängen ihre Gefühle und Körperempfindungen und so konzentriert sich alles im Bereich des Denkens. Es ist, wie wenn sie beschließen, in einem schönen geräumigen Haus nur noch ein Zimmer zu bewohnen und dieses Zimmer dann völlig überfrachten.

Die meisten Denkschleifen entstehen dabei als Resultat von Interpretationen. Wer sehr viel wahrnimmt – und das nicht nur aus der eigenen Perspektive, sondern auch aus der Perspektive anderer Menschen –, und dabei alles gegen sich interpretiert, ist den ganzen Tag damit beschäftigt, die vielen Eindrücke mithilfe des Denkens wieder zu sortieren. Für die Klientinnen ist diese Art zu denken völlig normal – sie sind sich nicht bewusst, dass ihre Gedanken um wenige Themen kreisen und dass sich die Problematik durch ihr Denken verschlimmert. Folglich geht es darum zu lernen, das eigene Denken zu beobachten, um sich nicht vollständig darin zu verlieren.

Die meisten Klientinnen werden die folgenden Denkmuster bei sich wiederfinden:

- Generalisierungen: »alle«, »jeder«, »nie«, »niemand«, »nichts«: »Ich kann gar nichts./Ich werde nie einen Beruf finden./Ich werde nie einen Partner finden./Alle anderen schaffen das, nur ich nicht.«
- Verzerrungen: Hierbei werden Aussagen des Gegenübers mit eigenen Worten wiederholt und dadurch mehr oder weniger subtil verdreht. Aus der Aussage »Du kommst gut allein zurecht.«, wird dann beispielsweise »Ich bin also ein Eigenbrötler.«
- Löschen: Dabei werden einzelne Informationen gelöscht und so die Gesamtbedeutung einer Aussage verändert.
  Ein Beispiel: Julius macht Anna drei Komplimente und erwähnt abschließend einen Verbesserungsvorschlag für die von Anna geleis-

tete Arbeit. Anna nimmt die Komplimente nicht wahr und behauptet, von Julius nur kritisiert worden zu sein.

- Subjektive Erklärungen: Hierbei wird das Verhalten eines anderen Menschen auf die eigene subjektive Art und Weise interpretiert: »Sie macht das, weil sie mich nicht mag.«

In schriftlicher Form findest Du diese Denkmuster in Deinen Tagebüchern oder Deinen Aufzeichnungen. Das Problem mit diesen Sätzen ist, dass sie sich mit jedem Eintrag noch tiefer in Deinem eigenen System verankern.

Was all diese Denkmuster gemeinsam haben, ist, dass sie Dich in Deiner Ohnmacht bestätigen: Die äußeren Umstände sind schlecht, für alle anderen läuft es besser, und da dies vermutlich auch in Zukunft so bleiben wird, ist Deine Situation vollkommen aussichtslos. So machst Du Deinen Zustand mit jedem Tag nur noch schlimmer, weil Du Dein eigenes System durch diese Gedanken und Sätze immer weiter schwächst. Immer gleicher Input führt zu immer gleichem Output.

? Es lohnt sich daher, diese Tagebucheinträge noch einmal genau anzusehen – oder den eigenen Gedankenstrom für eine Zeitspanne von fünf Minuten zu Papier zu bringen – und einen ehrlichen und kritischen Blick auf diese Aufzeichnungen zu werfen. Du kannst Dir dabei folgende Fragen stellen:

- Wo mache ich mich selbst zum Opfer der äußeren Umstände?
- Wo interpretiere ich das Verhalten anderer Menschen zu meinen und deren Ungunsten?
- Wo mache ich Menschen/Situationen/Dinge durch meine Gedanken bedrohlicher, als sie dies in Wirklichkeit sind?
- Wo verfange ich mich in Gedankenschleifen und wiederhole unablässig die gleichen Inhalte?

Es geht darum, wach genug zu sein, die oben beschriebenen Gedankenmuster zu erkennen und die kreisenden Denkprozesse an dieser Stelle zu stoppen. Die einfachste Technik hier ist es in Gedanken oder auch laut »Stopp« zu sagen und gleichzeitig die Körperhaltung zu wechseln (also z. B. aufzustehen).

In einem zweiten Schritt ist es an dieser Stelle nun entscheidend, Dein eigenes System mit Gedanken zu versorgen, die Dich stärken und die Dir helfen, Dich selbst und Deinen Weg im Leben zu finden. Gedanken sind eben nicht nur Gedanken. Sie lenken Deine Aufmerksamkeit und geben damit die Richtung vor, in die sich Dein ganzes System bewegt:

»Achte auf Deine Gedanken, denn sie werden Worte.
Achte auf Deine Worte, denn sie werden Handlungen.
Achte auf Deine Handlungen, denn sie werden Gewohnheiten.
Achte auf Deine Gewohnheiten, denn sie werden Dein Charakter.
Achte auf Deinen Charakter, denn er wird Dein Schicksal.«

Charles Reade

Nur Du selbst kannst entscheiden, welche Gedanken Dich aufbauen und Dir wirklich guttun.

Du kannst Dir daher immer wieder die folgende Frage stellen: Welche Gedanken stärken mein eigenes System am meisten?

Achte bei den Sätzen, die Du schreibst, unbedingt auf eine positive Formulierung und vermeide Wörter wie »nicht«, »niemand«, »nie« etc.

In diesem Zusammenhang ist es weiterhin essenziell, dass Du Dich mit Deinen eigenen Werten auseinandersetzt. Deine Werte sind Dein innerer Kompass. Sie geben Deinem Leben eine Grundorientierung und bestimmen die Richtung, in die Du gehen möchtest. Wir kommen darauf im fünften Kapitel noch einmal zurück.

Wenn Du Deine eigenen Werte kennst und sie in eine Hierarchie bringen kannst, weißt Du genau, was in Deinem Leben wichtig ist und in welcher Reihenfolge es wichtig ist. Sinnvoller als allgemeine

Werte wie beispielsweise Mitgefühl, Authentizität, Integrität, Bildung oder Toleranz zu notieren, ist es, Dir genau zu überlegen, was dieser Wert für Dich konkret in Deinem Leben bedeutet. Je genauer du Deine Werte durchdenkst, desto klarer ist die Haltung, die Du dem Leben gegenüber einnehmen kannst.

Letztendlich bist Du nur dann ein echtes Gegenüber für andere Menschen, wenn Du Deine eigene Position einnimmst und Deine eigenen Werte vertrittst.

Bitte achte bei der Aufstellung Deiner Werte unbedingt darauf, dass es auch wirklich Deine eigenen sind und nicht Werte, die Du einfach von anderen Menschen übernommen hast.

? Mögliche Fragen hierzu sind:

- Was sind meine fünf wichtigsten Werte?
- Was genau bedeuten diese Werte für mich und wie will ich sie in meinem Leben konkret umsetzen und repräsentieren?
- In welcher Reihenfolge sind diese Werte für mich wichtig?
- Wo lebe ich diese Werte schon? Wo nicht?

In gleicher Weise ist es hilfreich, sich gemeinsam als Familie zu überlegen, welche Werte in Ihrem täglichen Zusammenleben Priorität haben sollen. Dabei ist es wichtig, dass sich wirklich jedes einzelne Familienmitglied an diesen Überlegungen beteiligt, denn Werte können nur gemeinsam getragen werden, wenn sie auch gemeinsam durchdacht und aufgestellt worden sind. Auch wenn es einige Zeit dauern kann, bis Sie diese gemeinsamen Werte gefunden haben, lohnt sich die Arbeit, denn damit entsteht eine klare und übergeordnete Richtung, in die Sie als Familie gehen möchten. Je präziser Sie definieren, wie die konkrete Umsetzung Ihrer Werte aussehen kann, desto mehr erschaffen Sie damit aktiv ein Umfeld, in dem Sie gerne leben möchten.

? Mögliche Fragen hierzu sind:

- Welche drei Werte sind für das Zusammenleben in unserer Familie am wichtigsten?
- Was genau bedeuten diese Werte für uns?
- Wie kann die Umsetzung dieser Werte in unserer Familie ganz konkret aussehen?
- Was gewinnen wir gemeinsam, wenn diese Werte in unserer Familie gelebt werden?
- Achten Sie bei Ihren Sätzen unbedingt auf eine positive Formulierung und vermeiden Sie Wörter wie »nicht«, »niemand«, »nie« etc.

Das Annehmen der eigenen Gefühle

Mit das Entscheidendste auf dem Weg in ein gesundes Leben ist es, einen kraftvollen Umgang mit den eigenen Gefühlen zu finden. Gefühle sind energetische Phänomene. Als solche wollen sie fließen und brauchen einen Ausdruck.

Im Wesentlichen haben wir zwei Möglichkeiten, mit unseren Gefühlen umzugehen: Entweder wir nehmen sie an, oder wir bekämpfen und verdrängen sie. Menschen, die an einer Sucht erkranken, wählen die zweite Möglichkeit. Sie befinden sich in einem ständigen inneren Kampf mit den eigenen Gefühlen und die Energien richten sich in der Folge nicht nach außen, sondern gegen die eigene Person: »Sucht kann als ein Verhalten beschrieben werden, bei dem man chronisch und zwanghaft Gefühle betäubt und verdrängt.«[56]

Indem wir Gefühle verdrängen, sorgen wir dafür, dass sie bleiben. Sie tauchen zwar vielleicht kurzzeitig in unser Unterbewusstsein ab, kommen aber immer wieder hervor und klopfen an unsere Türe. Das kann sehr anstrengend werden.

Ein großer Schritt auf dem Weg in ein gesundes Leben ist es daher, den eigenen Gefühlen die Türe zu öffnen und sie anzunehmen – ohne sie zu bewerten, das heißt, ohne sie in gute oder schlechte Gefühle einzuteilen. Alle Gefühle haben Bedeutung und haben ihren Sinn. Es ist wichtig, die einzelnen Gefühle unterscheiden zu können, sie zu spüren, ihnen den nötigen Raum zu geben und die Botschaft, die sie mitbringen, zu hören.

Gefühle machen unser Befinden in einer bestimmten Situation deutlich. Angenehme Empfindungen zeigen uns, dass unsere Bedürfnisse im Moment erfüllt sind. Unangenehme Gefühle weisen uns darauf hin, dass uns etwas Bedeutsames fehlt. Wie bei einem Armaturenbrett leuchten mit negativen Gefühlen Signale auf, die uns auffordern, an bestimmten Stellen genauer nachzusehen.

Solange Du ein Gefühl nicht annimmst, musst Du sehr viel Energie darauf verwenden, Deine Türe geschlossen zu halten. Und das Gefühl wird weiterhin bei Dir anklopfen, weil es eine wichtige Botschaft zu überbringen hat. Wenn Du Dich von Deinen Gefühlen abschneidest, verlierst Du Deine Orientierung und damit auch Deinen Weg. Gefühle verändern sich, sobald sie angenommen werden. Das Heilsamste, was Du in diesem Bereich tun kannst, ist es, sie alle hereinzubitten.

»Das menschliche Dasein ist ein Gasthaus. Jeden Morgen ein neuer Gast. Freude, Depression und Niedertracht – auch ein Moment der Achtsamkeit kommt unverhofft zu Besuch. Grüße und bewirte sie alle! […] Behandle jeden Gast ehrenvoll. […] Dem dunklen Gedanken, der Scham, der Bosheit – begegne ihnen lachend an der Tür, und lade sie zu dir ein. Sei dankbar für jeden, der kommt, denn alle wurden dir aus einer anderen Welt geschickt, um dich zu führen.«

Rumi

? Wenn Du magst, kannst Du an dieser Stelle folgende Fragen beantworten:

- Welche Gefühle habe ich bereits an meinen inneren Tisch eingeladen?
- Welche noch nicht?
- Wie verändert sich ein Gefühl, wenn es diesen Platz bekommen hat und dazugehören darf?

Nun kommt der zweite wichtige Punkt: Wir bitten unsere Gefühle herein in dem Bewusstsein, dass es sich nur um Gäste handelt. Sie kommen, aber sie gehen auch wieder. Wir sind nicht unsere Gefühle, wir haben sie nur. Wir selbst sind sehr viel mehr.

All dies kommt in der Arbeit mit den inneren Anteilen sehr schön zum Ausdruck. Vielleicht haben wir einen Anteil in uns, der große Angst hat, aber wir selbst sind nicht dieser Anteil. Dieser Unterschied ist von entscheidender Bedeutung, da uns die Annahme und der Ausdruck eines Gefühls meist sehr viel leichter fallen, wenn wir uns davon distanzieren können. Wir kommen auf diesen Punkt im sechsten Kapitel zurück.

Gefühle treten selten in Reinform auf. Sie sind auf verschiedenste Art und Weise miteinander verwoben und verbunden. In jedem Fall werden sie klarer, wenn wir sie vom Selbst aus beobachten und in eine gewisse Ordnung bringen können.

In einem ersten Schritt ist es hilfreich zu unterscheiden, ob es sich um eigene oder übernommene Gefühle handelt. Nachdem die Betroffenen die Welt vorwiegend aus der Perspektive anderer Menschen sehen – vorwiegend der eigenen Eltern –, sind sie auch geneigt, deren Gefühle und die Geschichte dieser Gefühle zu übernehmen. Wir können sagen, dass ein Gefühl mit hoher Wahrscheinlichkeit dann übernommen ist, wenn einer der beiden Elternteile dieses Gefühl in nahezu identischer Form in sich trägt.[57] Darüber hinaus können wir Gefühle natürlich auch von allen anderen Personen in unserem Umfeld übernehmen und diese Gefühle in unser eigenes System einbauen.

Manchmal ändert sich unsere Gefühlslage ganz plötzlich, nachdem wir Kontakt mit einem anderen Menschen hatten, ohne dass wir uns diesen Umschwung rational erklären könnten. Auch dies kann ein Hinweis darauf sein, dass wir die Gefühle dieses anderen Menschen übernommen haben, ohne uns dessen bewusst zu sein.

Die Unterscheidung zwischen eigenen und übernommenen Gefühlen ist nicht immer einfach zu treffen. In jedem Fall ist es jedoch hilfreich, in Erwägung zu ziehen, dass nicht jedes Gefühl immer das eigene ist. Auch für die Therapie ist dieser Aspekt von entscheidender Bedeutung.

Gefühle werden weiterhin klarer, wenn sie dem Lebensalter zugeordnet werden können, zu dem sie gehören. Wie wir bereits an verschiedenen Stellen des Buches gesehen haben, tragen wir unsere gesamte Lebensgeschichte in uns und damit auch alle vergangenen Gefühle. Starke unangenehme Gefühle in der Gegenwart können ihre Wurzeln daher in jedem Lebensalter haben, meist sind sie jedoch in der Kindheit zu finden. Sie konfrontieren uns mit den Anteilen in uns, die noch emotionale Ladung tragen und die wir noch nicht in vollem Licht betrachtet haben. Die Arbeit mit diesen Anteilen wird – wie bereits im dritten Kapitel beschrieben – als innere Kindarbeit oder als Schattenarbeit bezeichnet. Im folgenden Abschnitt werden wir uns näher mit dieser Thematik beschäftigen.

Der eigene Schatten

Unser Schatten ist der Teil unseres Unterbewusstseins, den wir eigentlich nicht haben wollen, weil er nicht in unser Selbstbild passt. Wer zum Beispiel immer nur freundlich und nett sein möchte, ist gezwungen, all die Anteile zu verstecken, die nicht in dieses Bild passen. Dieser Verdrängungsprozess verbraucht Unmengen an Energie – das haben wir bereits weiter oben gesehen. Umgekehrt werden große Kraftquellen frei, wenn diese Anteile angenommen und integriert werden: »Heilung ist ein Vorgang, bei dem etwas Ausgegrenztes, Abgelehntes oder nicht Gesehenes seinen angemessenen Platz in einem selbst findet und dort zur Ruhe kommt.«[58]

Betrachten wir ein Beispiel: Charlotte M. ist in großer Sorge um ihre an Magersucht erkrankte Tochter. Sie kümmert sich sehr und überlegt seit Wochen verzweifelt, wie sie ihrem Kind helfen könnte. Unter dieser Oberfläche ist sie allerdings auch sehr wütend. In der Therapie bezeichnet sie das Verhalten ihrer Tochter als egoistisch und ärgert sich, dass sich nun das komplette Familienleben um die Erkrankung der Tochter dreht.

Betrachtet man den inneren Kindanteil der Mutter genauer, stellt sich heraus, dass sie eine ähnliche Situation bereits in ihrer Kindheit erlebt hat. Die Aufmerksamkeit der ganzen Familie hatte sich damals über einen längeren Zeitraum auf ihre kranke Schwester gerichtet und so wurde ihr selbst nicht die Zuwendung und Fürsorge zuteil, die sie gebraucht hätte. Die Wut, die Charlotte heute in Bezug auf ihre kranke Tochter spürt, gehört demnach mit hoher Wahrscheinlichkeit in ein früheres Lebensalter. Erst wenn das Bedürfnis nach Zuwendung, das sie damals als Kind hatte, erfüllt und geheilt ist, kann sie ihrer Tochter heute als erwachsene Person und Mutter begegnen.

Wir alle haben diese inneren Kindanteile in uns. Kein Mensch ist ohne Schatten: »Wir alle tragen unendlich viele Kisten und Taschen mit staubigem, altem Krimskrams aus der Kindheit mit uns herum: Sammlungen aus Groll, lange Listen mit Wunden von größerer und kleinerer Bedeutung, Erinnerungen, die wir verklärt haben, absolute Gewissheiten, die sich später als Irrtümer entpuppen. Menschen tragen emotionale Rucksäcke. Diese Taschen bestimmen uns.«[59]

Im dritten Kapitel haben wir gesehen, dass wir es häufig gar nicht merken, wenn wir in einen inneren Kindanteil zurückfallen. Das heißt, wir fangen plötzlich an, die Welt aus der Sicht unseres inneren Kindes wahrzunehmen, sind uns aber nicht bewusst, dass es die Perspektive des Kindes ist. Aus der Sicht des inneren Kindes erscheinen die Dinge immer doppelt schlimm, deshalb ist es wichtig, ein Gefühl dafür zu bekommen, wann genau wir in diesen Anteil zurückfallen. Nur so haben wir die Möglichkeit, uns auch wieder aus dieser Perspektive zu befreien.

Woran erkennen wir nun, dass es sich um Anteile aus früheren Zeiten handelt, die noch emotionale Ladung tragen? Hier gibt es verschiedene Hinweise:

- Die Reaktion fühlt sich sehr schlimm an.
- Wir fühlen uns vollkommen überwältigt von dieser Reaktion.
- Wir kennen dieses Gefühl schon aus der Vergangenheit und es überkommt uns in bestimmten Situationen immer wieder.
- Wir wissen gar nicht genau, warum wir in dieser Situation so heftig reagieren.

Wenn diese Anteile in Dir aktiviert werden, ist das wie wenn Du gezwungen wirst, in einen Zug einzusteigen, der dann sofort mit Dir losrast. Du hast dann keinen Einfluss mehr darauf, wohin die Reise geht.

Die Situationen, die in uns schmerzhafte und unangenehme Gefühle auslösen, weisen immer ein ähnliches Grundmuster auf. Je genauer wir in der Lage sind, unser eigenes Grundmuster zu beschreiben, desto leichter fällt es uns, es im Ernstfall schnell wiederzuerkennen. Bei der Beschreibung des Grundmusters geht es sozusagen um den gemeinsamen Nenner aller Situationen, die ein bestimmtes unangenehmes Gefühl auslösen.

Die Elemente dieses Grundmusters können sich beziehen auf:

- die Thematik
- die örtlichen oder zeitlichen Gegebenheiten
- das Geschlecht, das Alter, den Status oder bestimmte Charakteristika (Stimme, Tonfall, körperliche Merkmale) beteiligter Personen

Die Möglichkeiten sind vielfältig und sehr individuell. In Bezug auf Charlotte im vorigen Beispiel könnte man das Grundmuster folgendermaßen beschreiben:

- An der Situation ist ein krankes Familienmitglied beteiligt.
- Dieses Familienmitglied zieht sehr viel Aufmerksamkeit auf sich.
- Das Leben der betreffenden Person (in diesem Fall Frau M.) wird dadurch entscheidend beeinflusst.
- Die Situation löst immer wieder Wut und Ohnmacht aus.

Je klarer und bewusster wir in unserem Leben sind, desto schneller erkennen wir unser Muster und desto leichter können wir einen Weg finden, gut mit diesen Situationen umzugehen.

Warum finden wir uns in unserem Leben immer wieder in ähnlich gestrickten und für uns schmerzhaften Situationen?

Der Grund hierfür ist, dass alte Gefühle, die wir nicht verarbeitet haben, weiterhin in unserem Energiefeld unterwegs sind und daher im Außen Resonanzen erzeugen. Auf diese Resonanzen reagiert nun die äußere Welt: »Oft kommt es zu Reaktionen aus der Umwelt, die uns wehtun. Was wir darüber glauben, ist natürlich, dass es die äußere Welt ist, die in uns diese unguten Gefühle *verursacht*, denn wir haben ja nicht erkannt, dass sie in uns selbst ihren Ursprung nehmen. Diesen Mechanismus nennt man Projektion. In Wahrheit *reagiert* also die äußere Welt auf die unbewussten Informationen, die wir aussenden. Die entsprechenden Antworten der Außenwelt sind die »Spiegel« für das in uns Unterdrückte.«[60]

Wir empfinden also nur dann stark unangenehme Gefühle einer anderen Person gegenüber, wenn ein schmerzhaftes Thema in unserem eigenen Leben berührt wird. Wenn wir beispielsweise die Traurigkeit oder die Wut unseres Gegenübers nur schwer aushalten können, dann deshalb, weil wir mit diesen Gefühlen in uns selbst noch nicht ganz klarkommen und durch den anderen nur an diese Tatsache erinnert werden.

Auch wenn diese Sichtweise nicht immer angenehm ist, ist es hilfreich, die andere Person bestenfalls als Auslöser und nicht als Ursache der eigenen Probleme anzusehen. Die Ursache ist immer die ungelöste Thematik in uns selbst. Das Kraftvollste, was wir an dieser Stelle tun können, ist, die Thematik in uns selbst näher anzusehen. Erst wenn wir die Themen in uns bearbeitet haben, hören wir auf, entsprechende Situationen im Außen anzuziehen. Auf diese Weise ermöglichen wir uns selbst die Heilung dieser alten Gefühle. Mit immer ähnlich unangenehmen Situationen im Außen zeigt uns unser System, dass wir dieses Lernpaket noch nicht wirklich geöffnet und angesehen haben. Das ist der Sinn einer Krise.

Aufgelöst wird eine Blockade dadurch, dass wir sie in einem ersten Schritt als unsere eigene annehmen und in einem zweiten Schritt in vollem Licht betrachten. Manchmal geht das alleine, manchmal benötigt man hierzu eine Therapiesitzung.

Dabei ergibt sich ein positiver Nebeneffekt: Wer in der Lage ist, seine eigenen Blockaden klar zu sehen, erkennt auch leichter die Blockaden anderer Menschen.

Das kann eine sehr große Erleichterung für Dich sein. Auch bei anderen Menschen laufen innere Programme ab und in den meisten Fällen kannst Du ganz beruhigt feststellen, dass Du vielleicht der Auslöser für die Gefühlszustände dieser Menschen bist, aber nicht die Ursache.

Den Weg aus der Erkrankung anzutreten, bedeutet, sich mit all den Gefühlen auseinanderzusetzen, die lange verdrängt worden sind und die große Angst auslösen. Dieser Prozess erfordert Mut, aber er lohnt sich. Das Leben wird leichter, wenn wir unsere tiefen Themen ans Licht bringen und dadurch weniger aus der Verletzung und aus der Angst heraus handeln müssen.

Die folgenden Fragen solltest Du erst beantworten, wenn Du Dich in einer wirklich stabilen Phase befindest und in der Lage bist, Deine Gefühle und Gedanken aus einer übergeordneten Perspektive zu betrachten. Ziehe bitte im Zweifelsfall einen guten Therapeuten zurate.

? Dann sind folgende Fragen hilfreich:

- Welche Situation löst in mir stark unangenehme Gefühle aus?
- Gegen welches Gefühl kämpfe ich dann?
- Was würde ich fühlen, wenn ich aufhören würde, dagegen zu kämpfen?
- Wie verändert sich das Gefühl, wenn ich es annehme?
- Wie verändert sich das Gefühl, wenn ich mir bewusst werde, dass ich das Gefühl nicht bin?
- Habe ich in der Vergangenheit ähnliche Situationen erlebt?
- Was ist die genaue Grundstruktur der Situation, die zum wiederholten Male auftritt?
- Welches unerfüllte Bedürfnis könnte diesem unangenehmen Gefühl zugrunde liegen?

Eine sehr tiefgehende und weitreichende Form der Schattenarbeit beschreibt Tsültrim Allione in dem Buch »Den Dämonen Nahrung geben. Buddhistische Techniken zur Konfliktlösung«.[61] Dieses Buch ist daher für Menschen, die eine Essstörung haben, in besonderer Weise hilfreich.

Weiterhin ist es wichtig zu wissen, dass der eigene Schatten auch dann im Spiel ist, wenn wir eine andere Person stark bewundern und sie dadurch auf ein Podest heben. Alles, was wir im Außen sehen können, ist Teil unseres eigenen Bewusstseins. Demnach ist die Qualität, die uns an einer anderen Person begeistert, eine Qualität, die wir selbst in uns tragen, aber noch nicht leben. Häufig ist es leichter, eine andere Person (passiv) für etwas zu bewundern, als sich zu trauen, diesen Anteil selbst aktiv zum Ausdruck zu bringen.

? Folgende Fragen können an dieser Stelle hilfreich sein:

- Welche Qualität bewundere ich an einer anderen Person?
- Wo trage ich diese Qualität in mir und wie kann ich sie auf meine ganz eigene Weise zum Ausdruck bringen?

Heilung im Sinne von Ganzwerdung bedeutet damit auch, all das zu bejahen, was Du an Kraft und Fähigkeiten in Dir trägst.

An dieser Stelle ist es wichtig zu wissen, dass auch jede Familie als Gesamtsystem Anteile hat, die sie ausklammert, verdrängt und nicht in vollem Licht betrachtet. Die Beantwortung der folgenden Fragen ist möglicherweise nicht ganz leicht, dennoch ergibt es Sinn, diese Fragen im Bewusstsein zu haben und sie zu stellen.

? Hier sind die Fragen:

- Womit können wir als Familie nur schwer umgehen?
- Was haben wir als Familie noch ausgegrenzt?
- Was möchte in unserer Familie noch geheilt werden?

Die Bandbreite unserer Gefühle

Bevor wir uns nun gleich dem großen Bereich des Körpers widmen, möchte ich Ihnen noch die folgende Übersicht beschreiben, die mir persönlich sehr geholfen hat. Sie zeigt sehr anschaulich, was passiert, wenn wir uns über längere Zeit in Gefühlen wie der Angst, der Scham und der Schuld vergraben.

Als energetische Phänomene lassen sich Gefühle auf einer Skala anordnen und beschreiben (siehe Abb., S. 94). Die Gefühle im oberen Bereich zeichnen sich durch eine hohe Energie aus, die Gefühle im unteren Bereich durch eine niedrige Energie. Je weiter wir auf dieser Skala daher nach oben kommen, desto mehr steigt unser Energieniveau. Je mehr wir uns Gefühlen wie der Angst, dem Zweifel oder der Schuld und Scham annähern, desto mehr sinkt es. Die Gefühle im unteren Bereich führen zu einer Schwächung unseres ganzen Systems. Je länger wir uns in diesen Gefühlen aufhalten, desto mehr Energie verlieren wir und desto düsterer erscheint uns unser Leben. Die oberen Bereiche dagegen sind die, die unserer wahren Natur als Mensch am ehesten entsprechen. Hier fühlen wir uns am wohlsten – und wir umgeben uns am liebsten mit Menschen, die primär in diesen hohen Frequenzen zu Hause sind. Ein Mensch, der beispielsweise in hohem Maße dankbar für sein Leben ist, strahlt meist eine Energie aus, die dem gesamten Umfeld guttut.

Es geht nun nicht darum, zu versuchen, Dich krampfhaft nur noch in den oberen Bereichen aufzuhalten. Damit würdest Du Deine Gefühle aus dem unteren Bereich übergehen und das ist nicht hilfreich.

Am wichtigsten ist es zunächst, dass Du alle Gefühle auf dieser Skala bei Dir selbst spüren und annehmen kannst. Wie weiter oben beschrieben, wirken Gefühle, die Du nicht spüren oder wahrhaben möchtest, unbewusst und machen Dir dadurch noch mehr Angst. Je mehr Du diese Anteile annimmst und ans Licht bringst, desto weniger bedrohlich wirken sie.

Die effektivste Methode, Dich mit Dir selbst besser zu fühlen und Dein eigenes Energieniveau zu heben, ist es, all Deine unangenehmen Gefühle anzunehmen, da sie die meiste Energie binden.

Frieden

Freude / Liebe

Vertrauen / Dankbarkeit

Optimismus / Hingabe

Mut / Integrität

Zufriedenheit

Langeweile / Neutral

Stolz / Arroganz

Wut / Ärger

Gier / Neid / Groll

Angst / Zweifel

Kummer

Apathie

Schuld / Scham

An dieser Stelle ist es weiterhin wichtig zu wissen, dass sich die meisten Menschen auf eine sogenannte Grundfrequenz eingependelt haben. Das ist die Frequenz, auf der ein Mensch den Großteil seiner Zeit verbringt und auf die er immer wieder zurückkehrt.

Diese Grundfrequenz ist in allen Formen zwischenmenschlicher Beziehungen von großer Bedeutung und auch die Kommunikation hängt letztendlich in großem Maße davon ab, aus welcher Frequenz heraus gesprochen wird. Wir kommen darauf im sechsten Kapitel zurück.

Heilung auf der körperlichen Ebene

»Behandle deinen Körper so, dass deine Seele Lust hat darin zu wohnen.«

Theresa von Avila

Nun sind wir zum Abschluss dieses Kapitels auf der Ebene des Körpers angelangt. Für Menschen, die an Magersucht erkrankt sind, ist die Heilung auf dieser Ebene der anspruchsvollste Teil. Sie betrachten ihren Körper mehr oder weniger als Maschine, der in erster Linie zu funktionieren hat. Die folgenden Abschnitte dieses Kapitels beschreiben daher sehr ausführlich, wie es gelingen kann, eine neue Beziehung zum eigenen Körper aufzubauen.

Solange wir hier auf Erden leben, braucht unsere Seele ein Zuhause – und dieses Zuhause ist unser Körper. Wir können erst dann von wahrer Heilung sprechen, wenn diese Heilung tatsächlich das ganze System eines Menschen erfasst, das heißt auch auf der Ebene des Körpers wirksam wird.

Die Abbildung basiert auf den Forschungsergebnissen von Hawkins, David R., Die Ebenen des Bewusstseins. Von der Kraft, die wir ausstrahlen. Kirchzarten bei Freiburg: VAK Verlag, 2019, 10. Aufl.

Konkret bedeutet Heilung auf dieser Ebene, dass jede einzelne Zelle in Deinem Körper spürt, dass Du gut für Dich sorgen kannst und Dich selbst liebst. Dies wiederum bedeutet, dass Du lernst, die Bedürfnisse Deines Körpers wahrzunehmen und zu achten.

Wir haben neues Wissen erst dann wirklich verstanden und integriert, wenn es auch in unserem Körper ankommt und dort einen Ausdruck findet. Erst wenn eine Erkenntnis, die wir uns über unser Denken erarbeitet haben, auch einen Ausdruck über den Körper findet und wirklich gelebt wird, ist diese Erkenntnis wirklich unsere. Der Körper zeigt demnach an, wie weit wir in unserem Heilungsprozess bisher gekommen sind. Solange weiterhin Stresssymptome auftreten, gibt es immer noch Anteile in unserem System, die wir noch nicht vollständig integriert haben.

Menschen, die an Magersucht erkrankt sind, haben ihren Körper mehr oder weniger verloren. Mit fortschreitender Erkrankung werden die Bedürfnisse des Körpers immer mehr verdrängt und die Verbindung zum eigenen Körper ist kaum mehr spürbar. Die Klientinnen geraten fast in Panik, wenn sie krank werden, weil sie sich dann dem Körper fügen und gegebenenfalls sogar im Bett bleiben müssen.

Warum haben die Betroffenen so große Angst, ihren eigenen Körper zu spüren? In Zusammenhang mit der inneren Kindthematik haben wir gesehen, dass unser System alle Erfahrungen, die wir in unserem bisherigen Leben gemacht haben, abspeichert. Besonders tiefe Spuren hinterlassen diese Erfahrungen dabei in unserem Körper. Alles, was wir erleben, wird auf der körperlichen Ebene verarbeitet. Auch unser Körper speichert hier nicht nur, was wir bewusst erleben, sondern auch – und vor allem – was wir unbewusst erleben.

An Magersucht erkrankte Menschen verdrängen einen großen Teil ihrer Gefühle. Diese Gefühle können dann nicht mehr frei fließen, finden keinen Ausdruck und bleiben somit unverarbeitet und unbewusst in ihrem Nervensystem hängen. Ein deutlich sichtbares Zeichen hierfür ist die enorme körperliche Anspannung, unter der die Betroffenen stehen. Unbewusst wehren sie schwierige Erfahrungen ab und halten dagegen, indem sie den Körper zusammenziehen und die entsprechenden Muskeln anspannen: »Tatsächlich wird seelischer und körperlicher Schmerz durch muskuläres Zusammenziehen und reduziertes Atmen gemindert. Wir schützen uns so vor unseren eigenen Gefühlen, die als Reaktionen auf äußere Erfahrungen in uns entstehen.«[62]

Die Betroffenen spannen also ihren Körper an, um weniger zu spüren. In dem Moment, in dem diese Anspannung nachlässt, lösen sich auch die dort festgehaltenen Gefühle und beginnen wieder zu fließen. Das fühlt sich natürlich zunächst sehr unangenehm an. Die Betroffenen haben Angst, ihren Körper zu spüren und die enorme Anspannung loszulassen, weil der Körper die direkteste Verbindung zu allem ist, was bisher verdrängt wurde. Die Heilung auf der körperlichen Ebene ist daher ein Prozess, der lange dauern kann und der im Idealfall mit sehr viel Geduld und Wohlwollen begleitet wird. Jeder Körper braucht seine eigene Zeit, um ganz auszuheilen.

All Deine Gefühle sind also auch in Deinem Körper gespeichert. Wenn Du diese Gefühle auf einer wirklich tiefen Ebene lösen möchtest, ist es daher wichtig, sie auch in Deinem Körper zu lösen. Nur dann kannst Du Deinen Körper auch wieder ganz neu spüren.

Im Folgenden sehen wir uns zwei Möglichkeiten an, wie Du diese alten Gefühle in Dir vorsichtig zum Fließen bringen kannst.

Das Geheimnis eines bewussten Atems

Eine Möglichkeit, vorsichtigen Kontakt mit dem eigenen Körper aufzubauen und Gefühle auch auf der Körperebene zu lösen, ist, tief und bewusst zu atmen. Über den Atem schicken wir Bewusstsein in unseren Körper und je tiefer wir atmen, desto mehr öffnet und entspannt sich dadurch unser ganzes System.

Soweit zur Theorie. Die Praxis ist etwas komplizierter. Für Menschen, die sich bisher über ihre Leistung definiert haben, ist es eine große Herausforderung, einfach nur zu atmen. Sie können Ruhe und Entspannung nur sehr schwer aushalten. Da sie diese Zustände nicht kennen, fällt ihnen auch nicht auf, dass sie sich permanent in einem Zustand starker innerer Anspannung befinden. Durch den ständigen Fokus auf ihre Leistung haben sie keinerlei Vorstellung davon, wie sich Entspannung anfühlt. Allein das Wort Entspannung löst bei diesen Menschen starke Abwehr und fast panische Gefühle aus. Sie haben Angst davor, ihren verdrängten Gefühlen zu nahe zu kommen und Angst, sich im Nichts und in der Ohnmacht zu verlieren, sobald sie loslassen. Nur über ein vorsichtiges Ausprobieren können sie erfahren, dass sich auch diese Zustände verändern, wenn sie zugelassen, angenommen und achtsam begleitet werden – und dass ihre Existenz über diese Zustände hinausgeht.

Für die Betroffenen geht es zunächst darum, ihren Atem überhaupt bewusst wahrzunehmen. Je weiter die Krankheit voranschreitet, desto weniger tief atmen sie und desto weniger sind sie sich ihres eigenen Atems bewusst. Angst engt den Atem ein. Wenn es gelingt, das Bewusstsein auf den eigenen Körper und insbesondere auf den eigenen Atem zu lenken und dadurch im jetzigen Moment präsent zu sein, wird die Angst automatisch weniger.

Es ist wichtig zu verstehen, dass es nicht darum geht, eine bestimmte Anzahl an Atemzügen einfach abzuarbeiten, sondern wirklich den eigenen Atem zu beobachten und zu warten, bis er sich ganz beruhigt hat und zu einer gleichmäßig fließenden Bewegung geworden ist. Es kann einige Zeit dauern, bis sich die Betroffenen wirklich ganz auf diesen Prozess einlassen können.

Warum ist der Atem so wichtig? Der Atem stellt einerseits die Verbindung her zu dem, was wir eigentlich sind, und gleichzeitig verankert er uns in unserem Körper. Je mehr wir dieses Bindeglied zwischen Körper und Seele bewusst nutzen, desto mehr bewegen wir uns auf beiden Ebenen unseres Daseins gleichzeitig. Dadurch wissen wir einerseits immer um unsere seelische Dimension, sind aber gleichzeitig auch immer in unserem Körper zu Hause. Das macht den Atem so besonders und eine bewusste Atmung so besonders wichtig.

»Der Atem ist die Brücke zwischen Körper und Seele.«

Buddha

Je öfter wir uns über unseren Atem mit unserem eigentlichen Zentrum verbinden, desto tiefer prägt sich dieser Zustand in uns ein und desto leichter können wir ihn auch in anspruchsvollen Situationen wieder abrufen.

Gleichzeitig bringt uns die Konzentration auf unseren Atem immer in die Gegenwart. So verhindern wir, dass sich unser Denken verselbstständigt und zu großen Raum einnimmt. Die Geschichten, mit denen wir uns täglich im Geist beschäftigen, sind eine Methode, um dem jetzigen Moment zu entfliehen, der Atem bringt uns in diesen Moment zurück.

Wer es schafft, sich während des Tages immer wieder mit sich selbst zu verbinden, hat am Abend das Gefühl, in seinem Leben wirklich präsent zu sein. Je gegenwärtiger und klarer wir sind, desto eher können wir die Herausforderungen des Tages meistern und desto weniger fühlen wir uns dem eigenen Leben gegenüber ohnmächtig.

Heilung auf der Ebene des Körpers bedeutet auch und in erster Linie, dass Du in der Lage bist, den Stress in Deinem eigenen inneren System bewusst zu spüren. Nur so kannst Du in einem zweiten Schritt lernen, diesen Stress auf neue und gesunde Weise zu regulieren.

Zunächst ist es sehr hilfreich, ein Gefühl für Deine eigene Anspannung im Körper zu entwickeln. Um einen Vergleich zu haben, kannst Du Dir eine Skala von minus 10 (maximale Anspannung) über 0 (neutral) bis plus 10 (maximale Entspannung) zeichnen und im Laufe des Tages immer wieder spüren, an welchem Punkt der Skala Du Dich gerade befindest. Je angespannter Du bist, desto höher ist Dein Stressniveau, desto größer ist Deine Angst, desto weniger fließen Deine Gefühle und desto mehr hast Du Dich von Dir selbst entfernt.

Über Deinen Atem kannst Du Dich immer wieder zu Dir selbst zurückholen. Dadurch entspannt sich Dein ganzes System. Es ist hilfreich, alle Gefühle, die dabei hochkommen, immer wieder bewusst anzunehmen – das hatten wir bereits weiter oben im Kapitel gesehen. Alles darf sein. In diesem Zusammenhang kannst Du auch immer wieder üben, Deine Gefühle beobachtend zu begleiten, ohne dabei voll in sie einzusteigen.

Dein Atem kann in jeder Lebenslage eine sehr große Hilfe für Dich sein, weil Du daran Deinen eigenen Zustand ganz genau ablesen kannst: Je verkrampfter und unruhiger der Atem ist, desto mehr hast Du Dich von Deinem eigentlichen Zentrum entfernt. Je ruhiger und gleichmäßiger Dein Atem fließt, desto mehr bist Du bei Dir. Über eine bewusste Atmung kannst Du Dich immer an eine größere Version Deiner selbst anschließen. Von dort aus kommst Du leichter zu einer neuen Perspektive auf Deine momentane Situation.

Bewusst zu atmen ist die wohl anspruchsvollste Übung, die Du machen kannst und gleichzeitig die mit der größten Wirkung. Wenn Du in der Lage bist, den einzelnen Moment zu gestalten, gestaltest Du in diesem Moment Dein ganzes Leben.

Dein System braucht Ruhe und es braucht Pausen. Wenn es Dir gelingt, zwei Mal am Tag für zwei Minuten in den Zustand der weichen Wahrnehmung zu gehen, Deinen Atem zu beobachten und die Gedanken, Gefühle und Körperempfindungen, die eventuell kommen, einfach anzunehmen, ist das schon ein guter Anfang.

Es gibt auch Achtsamkeitspraktiken, die ganz gezielt Bewegung und Atem verbinden, wie zum Beispiel Yoga, Tai-Chi oder Qigong. Hier geht es darum, eine neue und bewusste Haltung dem eigenen Körper gegenüber einzunehmen und so Entwicklungsprozesse auf sehr ganzheitliche Art und Weise zu unterstützen.

? Hilfreiche Fragen in diesem Zusammenhang sind:

- Wie genau fühlt sich meine Atembewegung an?
- Bei welchen Tätigkeiten kann ich meinen Atem mehr spüren, bei welchen weniger?
- Wie oft gelingt es mir, mich während eines Tages mit mir selbst zu verbinden?

Im Folgenden sehen wir uns nun eine weitere Möglichkeit an, wie alte Gefühle im Körper gelöst werden können und wie man lernt, den Körper neu zu spüren.

Die Kraft der Berührung

Gefühle können sich auch – und vor allem – über vorsichtige Berührungen lösen. Auch dieses Thema ist für die meisten Betroffenen zunächst eine große Herausforderung.

Den eigenen Körper in die Hände eines anderen Menschen zu geben, ist ein Akt des Vertrauens und der Hingabe. Für Menschen, die an Magersucht erkrankt sind, ist es dies in besonderer Weise: Durch die Berührung entsteht eine Art von Nähe, die für sie oft schwer aushaltbar ist.

Gerade für diese Menschen sind Berührungen jedoch essenziell, da durch die Berührung die Aufmerksamkeit auf den Körper und damit auf den jetzigen Moment gerichtet wird. So kann sich das Gedankengewitter im Kopf nach einiger Zeit beruhigen. In hohem Maße effektiv ist dabei die Arbeit am Fuß, denn so wird die Energie durch die Berührung aus dem Kopf in die Füße geleitet. Eine meiner Seminarleiterinnen hat einmal gesagt: »Wenn dir ein Mensch seine Füße in die Hände legt, dann vertraut er dir damit sein ganzes Leben an.« Auch das macht die Arbeit am Fuß so besonders.

Ich möchte Ihnen in diesem Zusammenhang die Metamorphische Methode® vorstellen, eine Therapieform, die relativ wenig bekannt, aber sehr wirkungsvoll ist.[63] Es handelt sich hierbei um eine Behandlungsform im feinstofflichen Bereich, über die wir Zugang zu unserer vorgeburtlichen Lebensphase bekommen. Wir haben bereits im dritten Kapitel gesehen, dass diese Phase für die weitere Entwicklung eines Kindes sehr wichtig ist. Mediziner, Neurowissenschaftler und Psychologen sind sich heute einig, dass die Erfahrungen, die wir im Mutterleib machen, unser künftiges Leben in entscheidender Weise prägen: »Nicht die Geburt ist also die Stunde null im Leben eines Menschen. Wer auf die Welt kommt, trägt schon viele Erlebnisse und Erfahrungen mit sich herum – untrennbar verwoben mit denen der Mutter. Und das Baby hat die neun Monate im Mutterleib genutzt, um sich möglichst gut anzupassen an seinen künftigen Lebensraum.«[64]

Das Entscheidende in Bezug auf diese Therapieform ist nun, dass es eine Linie am Fuß gibt, die mit der Zeit der Schwangerschaft – also mit der Zeit im Bauch unserer Mutter – in Verbindung steht. Schwierige und belastende Situationen aus dieser Zeit finden sich auf dieser Linie an unserem Fuß als Belastungszonen wieder. Hier erinnert sich der Körper, unabhängig davon, ob Informationen zur damaligen Situation vorliegen oder nicht. Diese Blockaden können über die Behandlung am Fuß rückwirkend abgemildert und auch ganz aufgelöst werden. Am Kopf und an den Händen existieren jeweils entsprechende Pränatallinien. Die Arbeit am Fuß kann demnach durch eine Behandlung am Kopf und an den Händen erweitert werden.

Die Metamorphische Methode® ist eine sehr sanfte Behandlungsform und stellt eine wertvolle Ergänzung zu psychotherapeutischen Therapieformen dar, insbesondere wenn die Mutter-Kind-Thematik im Vordergrund steht. Angeboten wird sie häufig von Körperpsychotherapeuten.

Eine weitere sehr wirksame Methode, Gefühle im Körper zu lösen und auf das eigene Energiesystem Einfluss zu nehmen, ist das Japanische Heilströmen, auch bekannt unter dem urheberrechtlich geschützten Namen Jin Shin Jyutsu. Hier werden 26 Punkte am Körper beschrieben, die sogenannte Energieschlösser darstellen. Über diese Punkte kann der Energiefluss im Körper reguliert werden. Man kann diese Punkte selbst halten oder sich von einer anderen Person behandeln lassen.[65]

Du kannst auf verschiedenste Art und Weise lernen, Deinen Körper neu zu spüren. Das muss auch keine therapeutische Arbeit sein. Du könntest Dich zum Beispiel auch massieren lassen. Wichtig ist, dass Du dabei erfährst, dass sich Dein Körper auch gut anfühlen und entspannt zur Ruhe kommen kann.

Im nächsten Abschnitt sehen wir uns an, warum es so wichtig ist, sich mit dem eigenen Körper auf eine positive Art und Weise verbunden zu fühlen.

Die Weisheit des Körpers

Mithilfe unseres Körpers haben wir die Möglichkeit, uns selbst und unsere Umwelt sehr präzise wahrzunehmen. Unser bewusster Verstand nimmt in der Regel höchstens 40 Informationseinheiten in der Sekunde auf, der Körper schafft in dieser Zeit 20 Millionen. Auf der körperlichen Ebene können wir daher am schnellsten entscheiden, welche Menschen, welche Räume oder welche Tätigkeiten uns guttun und welche nicht. Unser Körper ist immer im jetzigen Moment präsent und weiß, was wir in diesem Moment brauchen. Er schickt uns permanent Signale und warnt uns, wenn es eng wird. Menschen, die die Signale des Körpers nicht mehr wahrnehmen, finden sich häufig in immer extremeren Situationen wieder und sehen sich immer größerem Stress ausgesetzt. Sie haben die Fähigkeit, sich selbst zu spüren, verloren.

Über die Verbindung zu Deinem Körper verankerst Du Dich in Deinem eigenen Leben. Dein Körper hat seine ganz eigene Art und Weise, die Welt wahrzunehmen. Über diese Wahrnehmungen hast Du die Möglichkeit, in jedem Moment genau zu erspüren, was gut für Dich ist. Du brauchst also Deinen Körper, um wirklich gut für Dich sorgen zu können. Dein Körper ist immer auf Deiner Seite, und es ergibt daher keinen Sinn, ihn pausenlos zu bekämpfen.

Viele Betroffene berichten, dass sie sich auch nach vielen Therapien weiterhin von den Empfindungen und den Reaktionen ihres Körpers verunsichert fühlen, dass sie diese nicht einordnen können und dass es ihnen aus diesem Grund schwerfällt, dem eigenen Körper zu vertrauen.

Um dem eigenen Körper wirklich vertrauen zu können, ist es zuallererst wichtig, die Reaktionen, die zunächst willkürlich und unkontrollierbar erscheinen, zu verstehen. Ich möchte deshalb an dieser Stelle kurz und in sehr vereinfachter Form auf die Funktionsweise unseres autonomen Nervensystems eingehen.[66]

Während ein Teil unseres Nervensystems bewusst beeinflussbar ist, gibt es einen anderen Teil, der autonom arbeitet und der seine ganz eigene Form der Wahrnehmung hat. Das Besondere an dieser Wahrnehmung – die als Neurozeption bezeichnet wird – ist, dass sie an unserem Bewusstsein und an unserer Kontrolle vorbeigeht. Aus diesem Grund erscheinen uns die Reaktionen, die daraufhin eingeleitet werden, oft rätselhaft.

So kann es zum Beispiel sein, dass wir einen Raum betreten, plötzlich große Angst bekommen und unser Herz immer schneller schlägt, ohne dass wir uns bewusst erklären können, wodurch diese Reaktion ausgelöst wurde.

Das autonome Nervensystem reagiert auf Signale und Empfindungen, die es aus dem eigenen Körper und der Umwelt empfängt und prüft in jedem Moment unseres Lebens, wie sicher wir sind. Je nachdem, welche Signale und Empfindungen es dabei empfängt, leitet es daraufhin entsprechende Reaktionen ein und sichert damit unser Überleben.

Wir hatten bereits im ersten Kapitel gesehen, dass das autonome Nervensystem aus zwei Hauptzweigen besteht, dem sympathischen und dem parasympathischen Zweig.

Den größten Teil des parasympathischen Nervensystems bildet der Vagusnerv, der auch als Eingeweidenerv oder als »umherschweifender« Nerv bezeichnet wird. Der Vagusnerv gliedert sich wiederum in zwei Teile: den ventralen und den dorsalen Vaguspfad:

- Der ventrale Vaguspfad innerviert und steuert das obere Drittel der Speiseröhre und die meisten Rachenmuskeln. Er reguliert zudem das Herz und die Bronchien.[67]
- Der dorsale Vaguspfad innerviert die unteren zwei Drittel der Speiseröhre, er steuert die Magenfunktion und unsere Verdauungsorgane sowie die Passage der Nahrung durch den Darm.[68]

Der sympathische Zweig ist im mittleren Teil des Rückenmarks lokalisiert.

Als Reaktion auf die eingehenden Signale und Empfindungen nutzt unser autonomes Nervensystem nun drei verschiedene Reaktionsmuster, von denen zwei im parasympathischen Nervensystem lokalisiert sind und eines im sympathischen Nervensystem:[69]

- Wenn die eingehenden Signale und Empfindungen Sicherheit melden, wird der ventrale Teil des Vagusnervs aktiviert. Er unterstützt Gefühle, die wir mit sozialer Verbundenheit assoziieren und die uns mit anderen Menschen in einen guten Kontakt treten lassen.
- Wenn die eingehenden Signale und Empfindungen Gefahr und Bedrohung melden, wird der Sympathikus aktiviert, der unsere Energie mobilisiert und auf Kampf oder Flucht vorbereitet. Unser Körper ist dann stark angespannt, um möglichst gut kämpfen oder fliehen zu können. Mit diesem Zustand sind meist Gefühle der Angst und des Zorns verbunden.
- Wenn die eingehenden Signale und Empfindungen als extrem bedrohlich eingestuft werden und Kampf oder Flucht als Reaktions-

modus nicht mehr ausreichen, wird der dorsale Teil des Vagusnervs aktiviert. Er versetzt uns in einen kollabierten Zustand, in eine Art Notabschaltung. In diesem Zustand würden wir uns als hoffnungslos, verzweifelt und leer beschreiben.[70]

Es handelt sich bei den beschriebenen Reaktionen um sinnvolle Urreaktionsweisen unseres Körpers, die sich im Laufe der Evolution nacheinander herausgebildet haben.

Den ältesten Teil unseres autonomen Nervensystems bildet dabei der dorsale Vaguspfad. Er ist bei allen Wirbeltierklassen vorhanden und repräsentiert unsere ursprünglichste Reaktionsweise: die totale Abschaltung, um so das eigene Überleben zu sichern.

Der sympathische Zweig stellt den zweitältesten Teil unseres autonomen Nervensystems dar und sichert unser Überleben durch Kampf oder Flucht: Wir kämpfen, um die Bedrohung zu bewältigen, oder wir fliehen, um sie zu vermeiden.

Der entwicklungsgeschichtlich neueste Teil unseres autonomen Nervensystems ist der ventrale Vagus. Er springt an, wenn wir uns sicher fühlen und fördert positive Entspannungszustände und soziales Engagement. Der ventrale Ast ist mit Gefühlen der Freude, Zufriedenheit und Liebe verbunden.

Es kann hilfreich sein, sich das autonome Nervensystem als eine Art Leiter vorzustellen, die auch die Hierarchie der verschiedenen Reaktionsweisen veranschaulicht.[71] Das obere Ende der Leiter entspricht dabei der Position des ventralen Vagus, also einem Zustand der Verbundenheit und Freude, die Mitte der Leiter der Position des Sympathikus, also unserem Kampf- und Fluchtmodus, und am unteren Ende der Leiter ist der dorsale Vagus angesiedelt, der Zustand der Immobilisierung.

Jeder Mensch befindet sich zu jedem Zeitpunkt an einer Stelle auf dieser Leiter und bewegt sich im Laufe des Tages immer wieder auf- und abwärts.

Sehen wir uns hierzu ein Beispiel an: Felix ist auf dem Weg zu einem für ihn sehr wichtigen Bewerbungsgespräch. Er ist stark aufgeregt und geht im Kopf die Fragen durch, die möglicherweise gleich auf ihn zukommen (er befindet sich also in der Mitte der Leiter/Aktivierung des Sympathikus). Das Gespräch läuft gut, und er wird danach von seinem besten Freund abgeholt. Die beiden unterhalten sich und Felix beginnt, sich mit der Zeit immer weiter zu entspannen (er befindet sich nun am oberen Ende der Leiter/Aktivierung des ventralen Vagus). Einige Stunden später erhält Felix einen Anruf und ihm wird mitgeteilt, dass er die Stelle nicht bekommen wird. Er bleibt wie angewurzelt vor dem Telefon sitzen und fühlt sich angesichts der Vielzahl erfolgloser Bewerbungsgespräche, die er in der letzten Zeit geführt hat, völlig entmutigt, leer und kraftlos (er befindet sich nun am unteren Ende der Leiter/Aktivierung des dorsalen Vagus). Am Abend schöpft er neue Hoffnung, als seine Mutter mit einer Stellenanzeige auf ihn zukommt, die genau dem beruflichen Profil von Felix entspricht (er ist nun wieder auf dem Weg zum oberen Ende der Leiter/Aktivierung des ventralen Vagus).

Menschen, die ein gesundes und belastbares Nervensystem besitzen, bewegen sich flexibel auf dieser Leiter hin und her und halten sich vorwiegend in den oberen Bereichen auf. Sie sind in der Lage, ihr Nervensystem auch in relativ anspruchsvollen Situationen im Gleichgewicht zu halten.

Wenn sich unser Nervensystem dagegen in einem weniger stabilen Zustand befindet, bewegen wir uns häufig nicht mehr in den oberen Bereichen der Leiter, sondern hängen verstärkt in der Mitte oder am unteren Ende der Leiter fest. Oft genügen schon Kleinigkeiten, um das ganze System für einen längeren Zeitraum aus der Balance zu werfen. Menschen mit einem dysregulierten Nervensystem – und dazu zählen auch die meisten Menschen, die an Magersucht erkranken – befinden sich oft über sehr lange Zeit in starker sympathischer Erregung, können nachts nicht mehr schlafen oder fallen am unteren Ende der Leiter in Zustände der Immobilisierung und der Empfindungslosigkeit. Meist haben sie allerdings gelernt, auch in diesen Zuständen weiterhin zu »funktionieren« und so setzen sie ihr eigenes System einer extremen Daueranstrengung aus.

Die gute Nachricht ist aber, dass ein dysreguliertes Nervensystem mit sehr viel Geduld und Übung auch wieder in die Balance gebracht werden kann. Dabei lernen wir, die Verbindung zu unserem Körper in jedem Moment zu halten und über diese Verbindung zu spüren, was unser Körper braucht, um wieder in einen Zustand der Ausgeglichenheit zu kommen.

Die Regulation des eigenen Nervensystems ist der Schlüssel zum Verständnis verschiedenster körperlicher Beschwerden, wie wir auch weiter unten in Bezug auf die Verdauung sehen werden. Und nachdem die einzelnen Körperzustände immer mit bestimmten Gefühlen verbunden sind, verbessert sich durch eine stabilere Nervensystemregulation auch unser psychisches Wohlbefinden.

Wenn Du Dich in Deinem Leben wirklich sicher und gut fühlen möchtest, ist es zunächst wichtig, Dich zuallererst in Deinem Körper sicher und zu Hause zu fühlen. Das bedeutet, dass Du mit Deinem Körper auf eine positive Art und Weise verbunden bist und keine Angst mehr vor den Reaktionen in Deinem Inneren hast.

Hier gibt es eine sehr einfache Regel, die hilfreich ist: Je öfter Du Dich von Dir aus Deinem Körper zuwendest und wahrnimmst, was er gerade braucht, desto weniger meldet sich der Körper von sich aus mit unangenehmen Zuständen und Reaktionen.

Auch hier kannst Du zunächst damit beginnen, Deinen Körper bewusst zu beobachten, um wahrzunehmen, auf welchem Punkt der Leiter Du Dich gerade befindest. Je mehr Du mit Deinem Körper verbunden bist, desto eher spürst Du, wann Dein inneres System davongaloppiert oder wann es droht, in der Ohnmacht und in der Starre zu versinken.

Wenn Du zum Beispiel – ohne Sport zu machen – starkes Herzklopfen hast, Schweiß bildest und/oder Dich innerlich wie getrieben fühlst, ist es wahrscheinlich, dass sich Dein Körper in einem Kampf- oder Fluchtmodus befindet.

Auch wenn Du über Deinen Verstand keine sichtbaren Gründe für diese Zustände finden kannst, ist es wichtig, trotzdem anzuerkennen, dass sich Dein Körper in diesem Moment unsicher fühlt und dass dieser Zustand auf Dauer sehr anstrengend ist.

An diesem Punkt geht es nun darum, genau zu erspüren, was Dein Körper braucht, um auf der Leiter wieder ein Stück weiter nach oben zu kommen. Hier gibt es die verschiedensten Möglichkeiten und jeder kann nur für sich selbst herausfinden, was dem eigenen System wirklich hilft.

In vielen Fällen ist der bewusste Atem, der schon beschrieben wurde, eine wichtige Hilfe, um den Körper wieder im Hier und Jetzt zu verankern und sich sicherer zu fühlen.

Auch das Spüren der Schwerkraft ist eine Möglichkeit, wieder ins Hier und Jetzt zu kommen und die Spannung in Deinem Körper loszulassen. Du kannst dazu eine Übung machen, die Du entweder im Sitzen durchführen kannst – dafür ist es wichtig, dass Du aufrecht sitzt – oder im Liegen. Dabei spürst Du zunächst, wie Dein Körper auf der Unterlage ruht und wie Du die Spannung in Deinem Körper immer weiter an diese Unterlage abgibst. Je mehr Du wahrnimmst, wie die Schwerkraft wirkt, desto eher können sich Deine Muskeln entspannen und Du spürst, wie Du von dieser Schwerkraft gehalten wirst.

Verschiedene Formen der Berührung können hier ebenso hilfreich sein, so zum Beispiel die sogenannte Schmetterlingsumarmung, bei der die Arme vor der Brust verschränkt werden und die linke Hand unter der rechten Achsel liegt und die rechte Hand unter der linken Achsel. Wenn Du dabei auch bewusst atmest, bekommt der Körper so das Gefühl, sich selbst halten zu können und in sich selbst sicher zu sein.

Wie oben beschrieben können auch die Techniken des Jin Shin Jyutsu selbst angewendet werden und eignen sich ganz besonders, um das eigene System wieder in einen ausbalancierten Zustand zu bringen.

Wenn bei diesen Übungen Gefühle hochkommen, ist es auch hier wichtig, nicht zurück in die Anspannung zu gehen, sondern diese Gefühle anzunehmen und fließen zu lassen.

Manchmal hilft auch der Kontakt zu Menschen, die Dir vertraut und zugewandt sind. Auf dieses Thema kommen wir sehr ausführlich im sechsten Kapitel zurück.

Die Regulation Deines Nervensystems kann lange dauern, und es ist sehr wichtig, dass Du Dich nicht entmutigen lässt, wenn sich nicht nach kurzer Zeit schon die ersten Erfolge einstellen. Der Erfolg wird aber kommen und der Moment, in dem Du realisiert, dass Du plötzlich viel entspannter mit Dir selbst und Deinem Umfeld umgehen kannst, ist aller Mühe wert.

Im folgenden Kapitel sehen wir uns an, was man langfristig für das Nervensystem tun kann. Am effektivsten wird es dadurch gestärkt, dass die Bedürfnisse des Körpers wahrgenommen und gelebt werden.

Momente der Entspannung

Unser Körper hat ein natürliches Bedürfnis nach regelmäßiger Ruhe und Erholung. Wenn wir uns entspannen und Pausen einlegen, ist das daher kein Anzeichen von Schwäche, sondern ein Zeichen dafür, dass wir unserem Körper das geben, was er braucht und was für ihn überlebenswichtig ist. Es gibt kein Lebewesen auf diesem Planeten, das ohne Entspannungsphasen auskommt. Wir brauchen nachts ausreichend Schlaf und tagsüber Zeiten, in denen wir zur Ruhe kommen und in denen wir wieder Kraft tanken können. Unser Nervensystem reguliert sich, indem auf Phasen der Anspannung Phasen der Entspannung folgen.

Mit der Konzentration auf den eigenen Atem und den verschiedenen Formen der Berührung haben wir bereits wesentliche Formen von Entspannung beschrieben. Daneben gibt es noch sehr viel mehr. Einige Menschen entspannen am besten, indem sie kreativ tätig werden, andere beim Lesen, wieder andere über die Bewegung. Es gibt unendlich viele Möglichkeiten.

Wie Du Deinem Körper Gutes tust, bleibt vollkommen Dir überlassen. Entscheidend ist in diesem Zusammenhang weniger, was Du tust, sondern vielmehr, wie Du es tust. Du kannst 30 Minuten schwimmen und Dich dabei entspannen. Du kannst aber auch 30 Minuten schwimmen und Dich dabei fertigmachen. Das Gleiche gilt für alles andere.

? Die entscheidenden Fragen, die Du Dir in diesem Zusammenhang stellen kannst, sind folgende:

- Wie viel Stress spüre ich gerade? An welchem Punkt der Leiter befinde ich mich?
- Wie versuche ich, diesen Stress zu regulieren?
- Entspannt sich mein Körper dadurch wirklich oder nur scheinbar?
- Was stärkt meinen eigenen Körper am meisten?
- Womit fühle ich mich aus mir selbst heraus am wohlsten?

Auch hier geht es darum, das für Dich Passende und Wesentliche zu finden und am Ende des Tages zu einer ausgewogenen Balance zwischen Phasen der Anspannung und der Entspannung zu kommen. Es gibt eine sehr schöne Frage, die Du Dir am Ende eines jeden Tages stellen kannst: Sieht so der Tag eines Menschen aus, der sich selbst liebt?

Auch Dein Körper braucht eine neue Richtung. Den Zustand von anhaltendem Stress kennt Dein System schon. Ab jetzt kannst Du Dich darauf konzentrieren, verstärkt die angenehmen Gefühle in Deinem Körper wahrzunehmen.

? In diesem Zusammenhang ist folgende Frage hilfreich:

- Wie genau fühlt sich mein Körper an, wenn es mir richtig gut geht?

Der eigene Raum

Um sich gut und sicher zu fühlen, braucht unser Körper seinen eigenen energetischen Raum, der nach außen hin begrenzt ist.

Für die Klientinnen ist diese Thematik in besonderer Art und Weise relevant, da sie sich ihres eigenen Raumes nicht bewusst sind und keinerlei Vorstellung davon haben, wo sie selbst aufhören und wo der andere Mensch anfängt. Die im ersten Kapitel beschriebene Körperschemastörung ist letztlich der Ausdruck dieser fehlenden Wahrnehmung des eigenen Körpers. Die Betroffenen haben sich ihr Recht auf Leben abgesprochen und somit auch das Recht darauf, einen eigenen Raum einzunehmen. Viele der bisher geschilderten Schwierigkeiten, wie beispielsweise die zunehmende Angst vor näheren sozialen Kontakten, haben ihren Ursprung letztlich in dieser fehlenden Wahrnehmung: Die meisten Klientinnen fühlen sich überschwemmt von den

Einflüssen der Außenwelt. Gleichzeitig strömen die eigenen Kräfte ungehindert und richtungslos nach außen – ein Gefühl, wie wenn man im eigenen Haus Türen und Fenster herausgebrochen hätte. Diese Menschen verbluten sozusagen energetisch.

Lea Stellmach hat in diesem Zusammenhang den Begriff der Energiefeldgrenze geprägt.[72] In und um unseren physischen Körper herum verläuft unser Energiefeld und dieses Feld hat eine Außengrenze. Die bewusste Wahrnehmung dieser Grenze erlaubt es uns, uns in diesem Feld sicher zu fühlen und bestimmte äußere Einflüsse an dieser Grenze zu stoppen.

Wer den eigenen Raum und die Grenzen dieses Raumes nicht wahrnimmt, läuft Gefahr, auch den Raum des anderen nicht wahrzunehmen und dessen Grenzen zu verletzen. Die zahllosen Verstrickungen und Verwirrungen in den betroffenen Familien sind letztlich auch darauf zurückzuführen, dass häufig nicht jedes Mitglied der Familie eine klar definierte Energiefeldgrenze hat.

In ihrem Buch »Stark im Leben geborgen im Sein. Über den Körper zu sich selbst finden« hat Lea Stellmach eine sehr effektive Übung beschrieben, um ein Gefühl für diese Grenze zu bekommen.[73] Dabei markiert ein Seil die Außengrenze des Raumes, den eine Person als ihr Energiefeld wahrnimmt und innerhalb dessen sie sich sicher und geborgen fühlt.

Du kannst Deine ganz eigene Methode finden, um Dein Energiefeld und dessen Grenze zu spüren. Oft ist es zudem hilfreich, diese Grenze zu zeichnen. Wenn Du magst, kannst Du hier auch von Deinem ganz persönlichen Schutzraum sprechen. Wichtig ist nur, dass Du lernst, diesen Raum für Dich wahrzunehmen.

Dein Recht auf Dein eigenes Leben und Dein Recht darauf, Raum einzunehmen, kannst Du Dir nur selbst zurückgeben. Niemand anders kann diese Aufgabe für Dich übernehmen. So wie es Dein Recht ist zu atmen, ist es ebenso Dein Recht, Deinen eigenen Raum und Deine eigene Grenze zu haben. Dein Körper braucht das.

Ein neuer Zugang zur Essensthematik

Regelmäßige und bewusste Nahrungsaufnahme stellt ein wesentliches Bedürfnis unseres Körpers dar und nährt unser eigenes System auf sehr essenzielle Weise. Wenn wir unserem Körper über einen längeren Zeitraum nicht die Nahrung zukommen lassen, die er braucht, wirkt sich das in hohem Maße destabilisierend auf unser Nervensystem aus, mit all den weiter oben beschriebenen Folgen.

Die Essensthematik wurde in vielen Publikationen zum Thema Magersucht bereits ausführlich beschrieben. Ich möchte mich daher im Folgenden auf die Punkte konzentrieren, die mir hier besonders wesentlich erscheinen.

Die Betroffenen haben sich im Bereich des Essens maximal selbst verloren. Sobald sie mit dem Thema Essen konfrontiert werden, ist das, wie wenn sie in ein Kettenkarussell einsteigen und bei voller Geschwindigkeit maximal gedreht werden. Sie können sich nicht mehr orientieren und auch nicht mehr klar denken. Sie haben jeglichen natürlichen und gesunden Zugang zu diesem Thema verloren.

Während bei Suchtformen wie der Nikotin- oder der Alkoholabhängigkeit ein Ziel der Therapie darin besteht, das Suchtmittel so weit wie möglich aus dem Leben zu streichen, geht es hier für die Klientinnen darum, essen neu zu lernen und einen komplett neuen Umgang mit dieser Thematik zu finden. Die Bewältigung dieser Aufgabe ist anspruchsvoll und hängt wesentlich davon ab, wie viel Stress die Betroffenen weiterhin in ihrem Leben haben und inwieweit es ihnen gelungen ist, diesen Stress selbst auf gesunde Art und Weise zu regulieren. Ein gesundes Essverhalten wird dann wieder möglich, wenn sich die betroffene Person in und mit ihrem Leben sicher fühlt und wenn sich ihr Nervensystem in einem ausgewogenen Zustand befindet.

Essen und sehr starker Stress vertragen sich nicht gut – das hatten wir bereits im ersten Kapitel gesehen. Wenn wir uns über einen zu langen Zeitraum in der Mitte oder im unteren Bereich der Leiter unseres autonomen Nervensystems aufhalten, führen Dauerstress und Ängste zu einer konstant erhöhten Adrenalinausschüttung im Körper. Je nach

Höhe des Spiegels kann die Magen-Darm-Peristaltik dadurch gehemmt werden und zu Verstopfung führen oder beschleunigt werden – dann kann Durchfall die Folge sein. Bei vielen Menschen führt die ständige Anspannung auch dazu, dass die Schmerzwahrnehmung in diesem Bereich erhöht wird. Sie fühlen sich daher konstant unwohl und nehmen jede Regung ihrer Verdauungsorgane verstärkt wahr. So sind die Betroffenen beispielsweise häufig sehr empfindlich, was die Nahrungsaufnahme angeht: Sie vertragen verschiedene Lebensmittel nicht und leiden verstärkt unter Bauchschmerzen, Völlegefühl, Blähungen und Übelkeit. In den meisten Fällen hat dies weniger mit der Nahrung an sich zu tun als vielmehr mit der Tatsache, dass die Betroffenen konstant unter hohem Stress stehen, dadurch verstärkt das sympathische Nervensystem aktiviert wird und wir für eine geregelte Verdauung eigentlich auch unser parasympathisches Nervensystem bräuchten.

Während gesunde Menschen häufig in den verschiedensten Lebenssituationen problemlos Nahrung zu sich nehmen können, sind Menschen, die an Magersucht erkrankt sind, sehr viel stärker auf ein geordnetes, geschütztes und stressarmes Umfeld angewiesen. Je klarer und sicherer die Dinge im Außen sind, desto leichter fällt es ihnen, auch innerlich in eine gewisse Ruhe und Klarheit zu kommen und ihr eigenes System neu zu regulieren. Sich am Esstisch zu entspannen ist für die meisten Klientinnen eine Kunst, die sie erst wieder neu erlernen müssen. Eine geordnete und stressarme Umgebung ist dabei in besonderer Weise hilfreich.[74]

Wie sieht nun ein gesunder Umgang mit dieser Thematik aus? Auch und gerade in diesem Bereich des Essens ist es wichtig, ein ruhiges und klares Zentrum in sich selbst aufzubauen und aus passivem Dauerstress in ein aktives und bewusstes Handeln zu kommen. Sich einer Sache passiv ausgesetzt zu fühlen, ist für das eigene System mit sehr viel mehr Stress verbunden, als selbst das Steuer zu übernehmen.

Große Aufregung im Wald! Es geht das Gerücht um, der Bär habe eine Todesliste. Alle fragen sich, wer denn nun da drauf steht. Als Erster nimmt der Hirsch allen Mut zusammen und geht zum Bären und fragt ihn:

»Entschuldige Bär, eine Frage: Stehe ich auch auf deiner Liste?«

»Ja«, sagt der Bär, »du stehst auch auf meiner Liste.«

Voller Angst dreht sich der Hirsch um und läuft weg. Und tatsächlich, nach zwei Tagen wird der Hirsch tot aufgefunden.

Die Angst bei den Waldbewohnern steigt immer mehr und die Gerüchteküche auf die Frage, wer denn noch auf der Liste steht, brodelt. Das Wildschwein will es wissen, geht zum Bären und fragt ihn:

»Du, Bär, stehe ich auch auf deiner Liste?«

»Ja, du stehst auch auf meiner Liste.«, antwortet der Bär.

Verschreckt verabschiedet sich das Wildschwein vom Bären.
Auch das Wildschwein wird nach zwei Tagen tot aufgefunden.

Nun bricht Panik bei den Waldbewohnern aus. Nur der Hase traut sich noch zum Bären.

»Hey, Bär, steh ich auch auf deiner Liste?«

»Ja, du stehst auch auf meiner Liste.«

»Kannst du mich da streichen?«

»Ja, klar, kein Problem!«

(Autor unbekannt)

Sei der Hase. Du kannst das.

Nimm Dein Leben wieder selbst in die Hand. Mach selbst den Essensplan, bevor es andere für Dich tun. Hole Dir dazu eine kompetente Hilfe, mit der Du offen und ehrlich sprechen kannst.

Überlege Dir gut, wofür Du es tun möchtest. Nimm Dir die Zeit, vor dem Essen ein paar Mal tief durchzuatmen, Dich an das zu erinnern, was Du eigentlich bist und plane nach dem Essen unbedingt eine Sache ein, die Dir Freude macht.

Je geordneter und ruhiger Du Dich an den Tisch setzt, desto geringer ist die Gefahr, am Tisch in unangenehme Zustände zu geraten. Lass Dich nicht davon ablenken, was andere Menschen am Esstisch denken könnten, wie viel sie selbst essen oder was sie sagen. Bleib bei Dir und tue es für Dich.

Es ist Deine Aufgabe. Es ist Deine Chance. Es ist Dein Leben.

? In Zusammenhang mit dem Thema Essen können die folgenden Fragen hilfreich sein:

- Unter welchen Umständen kann ich am entspanntesten essen?
- An welchen Orten?
- Zu welcher Tageszeit?
- Mit welchen Menschen?
- An welchem Punkt der Leiter befinde ich mich, wenn ich Essen zu mir nehme?
- Was verändert sich, wenn ich das Thema Essen als mein ganz persönliches Lernpaket ansehe?

Fragen für Sie als Eltern zu diesem Thema könnten sein:

- Wie sehen meine eigenen Essgewohnheiten aus?
- Wie könnte mein Essverhalten auf andere Familienmitglieder wirken?
- Was bedeutet Essen für mich?

Wie sieht nun eine gute und gesunde Ernährungsweise aus? Eine für alle Menschen gute und gesunde Ernährungsweise gibt es nicht. Auf diese Frage kann jeder nur seine eigene und ganz persönliche Antwort finden, da jeder Mensch anders gebaut ist und unter anderen Umständen lebt. Daher hat jeder Mensch sein ganz individuelles Ernährungsbedürfnis. Was für den einen gut ist, kann bei einer anderen Person zu konstanten Verdauungsbeschwerden führen. Nicht alle Menschen vertragen beispielsweise Rohkost oder Vollkorn. Sinnvoller als allgemeinen Ernährungsempfehlungen oder kurzfristigen Ernährungstrends zu folgen, ist es daher, auf die Weisheit des eigenen Körpers zu hören und zu vertrauen.

Ernährungssysteme, die diese individuelle und typgerechte Komponente mit einbeziehen, sind beispielsweise die Ernährung nach den Fünf Elementen oder die ayurvedische Ernährung. Hier werden sowohl die persönliche und genetische Konstitution eines Menschen, seine Lebenssituation, die Jahreszeit als auch die thermischen Eigenschaften und die Geschmacksrichtungen der Nahrungsmittel berücksichtigt.

Eine weitere Besonderheit dieser Systeme ist, dass der Bereich der Ernährung hier nicht isoliert betrachtet, sondern in einen sehr viel größeren Gesamtzusammenhang eingebettet wird. So steht die Ernährung nach den Fünf Elementen zum Beispiel im großen Zusammenhang der Traditionellen Chinesischen Medizin und ist nur eine Säule eines sehr ganzheitlichen Therapiekonzeptes. Unabhängig davon, ob man sich nach den Fünf Elementen ernähren möchte oder nicht, kann man in diesem Zusammenhang sehr viel zum Thema Ausgewogenheit und innere Balance lernen. Alle Elemente – Holz, Feuer, Erde, Metall und Wasser – wollen in uns gelebt werden und zum Ausdruck kommen – im richtigen Maß und zur angemessenen Zeit.

Auch die Informationen und Eindrücke, denen Du Dich täglich aussetzt, zählen in einem weiteren Sinne zu Deiner Nahrung. Daher ist es auch hier sinnvoll, Dich zu fragen, was davon Dich wirklich nährt und was nicht. Wie bei dem körperlichen Prozess der Verdauung geht es auch hier darum, das für Dich Passende und Wesentliche auszuwählen, in optimaler Form zu verwerten und den unverdaulichen Rest wieder loszulassen. Gerade in der heutigen Zeit, die wie keine andere zuvor durch eine ständige Reizüberflutung gekennzeichnet ist, ist es wichtig, dass Du klar und bewusst Deine Auswahl triffst. Je präziser Du weiter oben Deine Werte definiert hast, desto leichter dürfte Dir diese Auswahl fallen.

Wenn Du in den sozialen Medien unterwegs bist, kannst Du Dir immer wieder folgende Frage stellen: Welches Gefühl hat mich hierhergebracht und was genau suche ich hier?

Der Umgang mit Sexualität

Ein letztes Bedürfnis, das wir in diesem Zusammenhang betrachten, ist das Bedürfnis unseres Körpers nach Nähe und Sexualität.

Auch diese Thematik kann für viele Betroffene – vor allem nach einem schweren Krankheitsverlauf – zu einer großen Herausforderung werden. In besonderer Weise gilt dies für Klientinnen, die in diesem Zusammenhang stark traumatisierende Situationen erlebt haben oder verletzenden Bemerkungen ausgesetzt waren.

Intime Nähe zuzulassen, sich ganz zu zeigen und fallen zu lassen, ist für Menschen, die vorher die Kontrolle über alles behalten mussten, keine leichte Aufgabe. Sexualität ist die persönlichste und intimste Form menschlicher Begegnung und Berührung. Wer schon im alltäglichen Leben Angst davor hat, sich zu zeigen, möchte dies in einem derart intimen Bereich wie der Sexualität noch weniger. Nicht selten wählen die Betroffenen dann die sicherere Alternative und führen keine Beziehung oder eine Beziehung, auf die sie sich nicht wirklich einlassen.

Die fehlende Wahrnehmung des eigenen Körpers, der eigenen Gefühle und der eigenen Bedürfnisse führt dazu, dass sich die Betroffenen häufig stark an den Erwartungen des Partners orientieren. Nicht selten schleicht sich hier auch der Leistungsdruck durch die Hintertür wieder ein. Dadurch, dass sie vor allem bemüht sind, die Wünsche des anderen zu erfüllen, werden die eigenen Wahrnehmungsmöglichkeiten immer weiter minimiert. Der Druck, die Unsicherheit und die Enttäuschung über die momentane Situation führen meist dazu, dass sie ihren Körper in der Folge noch mehr anspannen.

Was kann hier Entspannung bringen? Wenn in diesem Bereich Traumatisierungen vorliegen, geht es natürlich in erster Linie darum, diese in einer Therapie zu verarbeiten und zu integrieren. Darüber hinaus ist es immer hilfreich, die einschränkenden Glaubenssätze oder Rollenvorstellungen in Bezug auf diese Thematik aufzulösen. Auch im Bereich der Sexualität ist jeder Mensch durch die Erziehung und die Gesellschaft geprägt worden. Diese Prägungen beeinflussen nun – häufig tatsächlich unbewusst – die sexuelle Entwicklung.

Weiterhin ist es wichtig zu wissen, dass Sexualität auch immer unser ganzes Leben widerspiegelt. Ein Mensch, der nicht weiß, wie sich Entspannung anfühlt und nicht für sich selbst sorgen kann, wird damit natürlich auch im Bereich der Sexualität seine Schwierigkeiten haben. Der umgekehrte Fall gilt jedoch genauso: Wer gelernt hat, fürsorglich und liebevoll mit dem eigenen Körper umzugehen, wird dies auch in der Sexualität zum Ausdruck bringen können.

Letztendlich ist Sexualität auch eine Frage der Übung. Je leichter und unbeschwerter wir diese Übung angehen, desto wohler fühlen wir uns damit.

Am wichtigsten ist es, dass Du Dir selbst den Druck in Bezug auf dieses Thema nimmst. Hier ist keiner besser oder schlechter als der andere, es haben nur einige vielleicht mehr Erfahrung und andere weniger. Menschen, die von frühester Kindheit an eine bejahende Einstellung dem eigenen Körper und der eigenen Sexualität gegenüber pflegen, starten hier natürlich mit einem gewissen Vorsprung. Sexualität ist und bleibt aber erlernbar: »Es ist wissenschaftlich bewiesen, dass Nervenendigungen, die nicht sensibilisiert werden, irgendwann einschlafen oder gar nicht erst aufwachen. Die Verbindung zum Gehirn ist dann holprig wie ein Feldweg – und in der zuständigen Stelle im Gehirn bilden sich wenig Synapsen. [...] Die ungenutzten Feldwege und die brachliegende Stelle im Gehirn müssen also durch zahlreiche Wiederholungen aktiviert und ausgebaut werden. Es ist ganz einfach: Sex funktioniert nach den gleichen Regeln wie andere Lebensbereiche auch. Leider. Oder zum Glück!«[75]

Hier ist es wichtig, Deinen eigenen Körper kennenzulernen, Neues auszuprobieren und gut für Dich zu sorgen. Denke immer daran, dass Menschen auch in diesem Bereich sehr unterschiedlich sind. Sie unterscheiden sich in ihren Vorlieben und in der Häufigkeit, in der sie Sexualität wünschen oder brauchen. Es gibt unzählige verschiedene Arten, Sexualität zu leben. Die entscheidende Frage, die Du Dir immer wieder stellen kannst, ist: Was genau möchte ich eigentlich?

Darüber hinaus ist es hilfreich, die unangenehmen Erlebnisse nicht als persönliches Versagen, sondern als Teil des Weges zu sehen. Dieser Weg erfordert viel Geduld und ist oft mit großen Steinen gepflastert. Gerade deshalb lohnt es sich, ihn zu gehen: Je größer die Angst und das Leid mit dieser Thematik, desto größer ist auch die damit verbundene Entwicklungsmöglichkeit: »Eure Freude ist euer Leid ohne Maske. Und derselbe Brunnen, aus dem euer Lachen aufsteigt, war oft von euren Tränen erfüllt. Und wie könnte es anders sein? Je tiefer sich das Leid in euer Sein eingräbt, desto mehr Freude könnt ihr fassen.«[76]

Die Bedeutung des familiären Umfelds

Ich hoffe, es ist in den vorangegangenen Abschnitten deutlich geworden, wie weitreichend die Heilung auf der Ebene des Körpers ist. Eine gute Verbindung zum eigenen Körper wirkt sich in jedem Moment des Lebens auf jeden Bereich des Lebens aus. Unser Körper besitzt sein eigenes Bewusstsein, und es ergibt immer Sinn, die Signale des Körpers ernst zu nehmen.

Je mehr nun ein Kind in seinem Umfeld einen achtsamen und liebevollen Umgang mit dem eigenen Körper als selbstverständlich erlebt, desto eher wird es selbst in der Lage sein, eine gute Verbindung zum eigenen Körper aufzubauen.

Wahrscheinlich gibt es in Ihrer Familie Mitglieder, die diesen gesunden Umgang mit dem eigenen Körper ganz natürlich und selbstverständlich haben, und andere, bei denen dieser Zugang noch etwas erschwert ist.

Jeder kann aber Schritt für Schritt lernen, eine gute Körperverbindung aufzubauen und sich mit dem eigenen Körper sicherer zu fühlen.

? Jedes Familienmitglied kann sich folgende Fragen stellen:

- Wie spüre ich die Verbindung zu meinem Körper?
- Ist diese Verbindung angstvoll oder stärkend?
- An welchem Punkt der Leiter befinde ich mich gerade?
- Was lässt mich auf der Leiter absteigen?
- Was lässt mich auf der Leiter aufsteigen?
- Was kann ich tun, um mein Nervensystem zu stabilisieren?

Wir haben weiter oben gesehen, wie wichtig Freude und Verbundenheit sind, um auf der Leiter wieder ein Stück weiter nach oben zu kommen. Wann immer Sie sich als Familie gemeinsam Zeit für körperliche, erdende und entspannende Aktivitäten – zum Beispiel in der Natur – nehmen, vereinen Sie beides.

5 Neue Ziele – neue Wege

Im vorigen Kapitel haben wir unsere inneren Prozesse näher betrachtet: unsere Wahrnehmungen, unser Denken und unser Fühlen. Je mehr wir in unseren Körper zurückfinden, unseren Gefühlen neu vertrauen und unser Denken auf eine gesunde Art und Weise einsetzen, desto stabiler werden wir in uns selbst. Und je stabiler wir in uns selbst werden, desto eher können wir unsere inneren Prozesse beobachten, ohne uns von ihnen vereinnahmen zu lassen. Wenn uns das gelingt, sind wir in der Lage, diese Prozesse auch selbst konstruktiv zu beeinflussen.

Konstruktiven Einfluss auf unser Leben zu nehmen, bedeutet, bewusst und klar die Richtung zu bestimmen, in die wir gehen möchten. Das haben wir auch weiter oben bei der Aufstellung der eigenen Werte gesehen. Die entscheidende Frage, die sich uns in unserem Leben immer wieder stellt, ist, wohin wir eigentlich wollen und was wir wirklich mit unserem Leben anfangen möchten. Damit werden wir uns in diesem Kapitel beschäftigen.

Wie wir bereits an verschiedenen Stellen des Buches gesehen haben, folgt unsere Energie der Aufmerksamkeit. Das heißt: Wenn wir uns immer nur damit beschäftigen, was wir in unserem Leben nicht mehr möchten und womit wir unzufrieden sind, setzen wir uns zwar mit dem Thema der Veränderung auseinander, unsere Aufmerksamkeit ist jedoch weiter auf die Dinge gerichtet, die wir so eigentlich nicht haben wollen. Die Energie folgt dann dem, was wir nicht wollen, und so ziehen wir genau diese Dinge an. Wenn wir echte Veränderung wünschen, ist es deshalb hilfreich, uns auf das zu konzentrieren, was wir wirklich möchten und was für unser Leben wesentlich ist.

Je genauer wir wissen, was wir wirklich mit unserem Leben anfangen wollen, desto weniger laufen wir Gefahr, uns von Versuchungen am Wegesrand ablenken zu lassen. Solche Versuchungen sind beispielsweise alle Tätigkeiten, die zwar vordergründig nach Entspannung aussehen, tatsächlich aber sehr viel Energie rauben und noch mehr in die Verwirrung führen – also inhaltsleeres Fernsehen, inhaltsleeres Chatten und so weiter. Auch jegliche Form von Suchtverhalten zählt natürlich zu diesem Bereich.

Wenn wir eine Vorstellung davon haben, wohin wir wollen und uns aktiv damit auseinandersetzen, fängt unser ganzes System an, sich in diese neue Richtung zu bewegen. Um diesen Prozess zu unterstützen, brauchen wir starke innere Bilder. Bilder prägen unser Leben. In ähnlicher Weise wie den Gedanken folgt unser Unterbewusstsein den inneren Bildern, die wir haben. Auch hier schlägt die Mannschaft unseres Schiffes genau den Kurs ein, den wir vorgeben. Wenn wir also Visionen haben und in der Lage sind, diese Visionen und die einzelnen Schritte auf dem Weg dorthin in Bilder zu fassen, lenken wir damit unser Leben in eine neue Richtung. Wie ist das möglich?

Hier ist es wichtig zu wissen, dass unser Gehirn nicht zwischen Vorstellung und Realität unterscheidet. All unsere Möglichkeiten sind bereits in uns angelegt und in jedem Moment präsent, sonst wären wir nicht in der Lage, uns geistig mit diesen Möglichkeiten auseinanderzusetzen. So erklärt sich auch, dass sich die Seele an ihre Zukunft und an ihr Potenzial erinnern kann.[77] Unser Gehirn macht also keinen Unterschied zwischen einer Vision und dem, was in der Realität tatsächlich schon existiert, es folgt einfach unseren inneren Bildern.

Je mehr wir uns daher mit dem beschäftigen, was wir wirklich wollen, desto mehr richtet sich unsere Aufmerksamkeit auf diese neuen Bilder aus und desto mehr bewegt sich unser ganzes System in diese Richtung.

Vielleicht möchtest Du an dieser Stelle anmerken, dass Du gar keine Vorstellung davon hast, was Du eigentlich möchtest. Das ist völlig in Ordnung. Es geht auch nicht darum, innerhalb kürzester Zeit ein neues Lebenskonzept zu entwerfen. Die folgenden Fragen sollen und können gar nicht auf der Stelle beantwortet werden. Je mehr Du Dir aber diese Fragen ernsthaft und immer wieder stellst, desto mehr richtet sich Dein Bewusstsein und damit Deine ganze Energie auf diese neue Perspektive aus.

? Wichtige Fragen in diesem Zusammenhang sind:

- Was ist wesentlich für mich?
- Was möchte ich wirklich mit meinem Leben anfangen?
- Was, wenn alles möglich wäre?
- Wozu bin ich hier?
- Was ist die eine Sache, die nur ich tun kann?
- Was genau brauche ich, um mich in meinem eigenen Leben richtig wohl und zu Hause zu fühlen?

Hier kommen noch einmal die Fragen aus dem zweiten Kapitel, die Du Dir in Bezug auf den Sinn Deiner Erkrankung stellen kannst:

- Was möchte ich durch diese Erkrankung lernen?
- Worin könnte der Sinn dieser Erfahrung liegen?
- Was könnten mir die Dinge, die ich als schlimm und unangenehm empfunden habe, Positives gebracht haben?
- Warum könnte diese Erfahrung für mein weiteres Leben wichtig sein?

Oder – wenn Du die Erkrankung bereits überwunden hast:

- Was habe ich in dieser Zeit gelernt?
- Inwiefern war diese Erfahrung wichtig für mein weiteres Leben?

Ganz unabhängig davon, ob Du ungefähr weißt, wohin Du möchtest oder noch nicht, ist es wichtig, einen Weg zu wählen, der Deinem eigenen Wesen entspricht und der Dir Freude macht.

Ein Weg der Freude

Auf unserem Weg durchs Leben finden sich immer wieder Wegweiser, die uns helfen möchten, eine für uns passende Richtung zu wählen. Einer der wichtigsten Wegweiser in diesem Zusammenhang ist die Freude. Im Folgenden möchte ich mich auf eine tiefe und echte Form der Freude beziehen, die in der Lage ist, einen Menschen von innen heraus zu erfüllen.

Einige Menschen haben die Gabe, rein intuitiv der Freude in ihrem Leben zu folgen und sind daher immer sehr nah an dem, was ihr eigentliches Wesen ausmacht. Andere wiederum – und dazu zählen die Betroffenen – sind von ihrem eigenen Weg abgekommen und haben über die Zeit jegliche Freude an ihrem Dasein verloren. Stattdessen gehen sie Wege, die an den Erwartungen der Eltern oder der Gesellschaft orientiert sind. Auf ein Ziel folgt das nächste und so hört der Druck nie auf. Nachdem die Leistung, die sie erbringen, für sie ihre Daseinsberechtigung darstellt, können sie sich nicht erlauben, Fehler zu machen. Sie liefern hervorragende schulische Leistungen ab, für die sie viel lernen und die ihnen – unter den Umständen der Erkrankung – große Anstrengungen abverlangen.

Der Raum für Freude öffnet sich erst dann wieder, wenn diese Menschen das Gefühl haben, aus sich selbst heraus bedeutsam zu sein. Erst dann können sie aufhören, um diese Bedeutung zu kämpfen. Jesper Juul unterscheidet in diesem Zusammenhang zwischen Selbstgefühl (oder Selbstwertgefühl) und Selbstvertrauen: »Selbstgefühl bedeutet: wer ich bin – mein Sein. Wie gut kenne ich mich: wie ich mich fühle, wie ich mich mir selbst gegenüber verhalte. Selbstvertrauen bedeutet: was ich leiste, was ich kann, wie gut ich es kann.«[78]

Nur aus einem gesunden Selbstgefühl heraus kann ein Mensch spüren, was ihm eigentlich Freude macht. Wer dagegen immer mit der Anerkennung beschäftigt ist, die ihm sein Tun im Außen verschafft, verliert mit der Zeit das Gefühl dafür, was ihn selbst eigentlich erfüllt.

Um ein gesundes Selbstgefühl aufzubauen, benötigen die Betroffenen Wertschätzung für das, was sie schon sind, ohne dafür eine Leistung erbringen zu müssen. Bestärkt man sie in dem, was sie leisten, wird dies sofort im Sinne der Krankheit umgedeutet. Wie wir bereits im dritten Kapitel gesehen haben, verknüpfen sie ihren Wert dann mit dieser Leistung und streben danach, die bisher erbrachte Leistung noch zu übertreffen. Sätze wie »Du bist gut in Sport«, »Du spielst toll Gitarre«, »Du bist gut in der Schule« sind für die Betroffenen lediglich ein Ansporn, noch besser zu werden. Lob und Kritik sind Bewertungen von Leistungen und wirken auf das Selbstvertrauen, nicht auf das Selbstgefühl.

Es ist weiterhin wichtig zu wissen, dass unser Selbstgefühl in hohem Maße unsere Lernprozesse beeinflusst. Nur aus einem gesunden Selbstgefühl heraus können wir entspannt lernen, weil wir uns in uns selbst sicher fühlen und unseren Wert dann nicht mehr über eine Leistung beweisen müssen. Erst diese Freiheit von Druck und Erwartungen ermöglicht es uns, uns wirklich zu spüren, kreativ zu sein und mit Freude zu lernen. Gerald Hüther hat die Bedeutung der Freude in Bezug auf Lernprozesse in mehreren Publikationen ausführlich beschrieben.[79]

Lernen ist also nicht gleich lernen. Wenn Du aus einem Gefühl der Angst heraus lernst, ist das für Dein Gehirn sehr anstrengend. Du kannst Dir die Dinge dann vielleicht kurzzeitig merken und schreibst auch gute Noten, aber meist vergisst Du die Inhalte sehr schnell wieder. Kein Gehirn kann unter Stress und Druck wirklich gut arbeiten. Echtes Lernen dagegen findet statt, wenn Dich etwas emotional berührt, das heißt, wenn Dich etwas wirklich interessiert und Dir Freude macht.

Du kannst Dich also immer wieder fragen, ob Du gerade aus einem Gefühl der Freude heraus lernst oder weil Du meinst, Du müsstest anderen Menschen oder Dir selbst beweisen, dass Du richtig gut bist. Natürlich sind gute Abschlüsse im Leben wichtig. Denk aber auch daran, dass der beste Schul- oder Universitätsabschluss nur halb so viel wert ist, wenn Du nichts im Leben hast, was Dir wirklich Freude bereitet. Auf Dauer ist es sehr viel erfüllender, ein Leben zu führen, das sich im Inneren gut anfühlt, als eines, das nur für andere gut aussieht.

? Wichtige Fragen, die Du Dir in diesem Zusammenhang stellen kannst, sind:

- Wie viel bin ich wert, wenn ich weniger leiste?
- Welchen Wert hat meine Existenz, wenn ich einen Fehler mache?
- In welchen Bereichen strenge ich mich besonders an und warum?
- Wie kann ich lernen, mein wahres Sein neu zu spüren und das zu finden, was mich wirklich erfüllt?

Bei jeder Suchterkrankung entsteht durch das Loslassen der Sucht ein Vakuum, das neu gefüllt werden muss. Auf Dauer lässt sich dieses Vakuum nur dann füllen, wenn auch Freude ins Spiel kommt. Die Freude ist eine der größten Ressourcen, die wir auf unserem Weg zur Verfügung haben. Ohne Freude geht es nicht.

Das eigene Element

Ein erfüllender Weg besteht darin, die eigene natürliche Begabung zu finden, die gleichzeitig Freude macht. Ken Robinson hat hierzu ein sehr berührendes Buch geschrieben.[80] Er verwendet den Begriff »Element«, um den Ort in uns zu beschreiben, an dem das, was wir gerne tun, mit unserer ureigenen Begabung zusammenfällt[81]: »Damit will ich nicht sagen, dass in jedem von uns eine Tänzerin, ein Cartoonist oder ein Wirtschaftswissenschaftler steckt, der den Nobelpreis erhält. Ich will sagen, dass jeder von uns charakteristische Talente und Passionen hat, die ihn dazu anregen können, sehr viel mehr zustande zu bringen, als er sich vorstellen kann. Diese Einsicht verändert alles. Und sie ist das Beste und vielleicht Einzige, was uns in einer äußerst ungewissen Zukunft echten und dauerhaften Erfolg verspricht.«[82]

Unser Wissen in der heutigen Zeit steigt exponentiell an. Es ist nahezu unmöglich, hier den Überblick zu behalten. Umso wichtiger ist es daher, eine Auswahl zu treffen und das für einen Menschen Passende und Wesentliche zu erfassen. Es geht darum herauszufinden, in welchem Bereich – oder in welchen Bereichen – die eigene Kraft tatsächlich liegt und wofür das eigene Herz wirklich schlägt.

Die Betroffenen tendieren häufig dazu, sich ihre Fähigkeiten über kognitive Denkprozesse zu erarbeiten – haben aber meist keine Idee, wo ihre eigentliche natürliche Begabung liegen könnte. An diesem Punkt ist es wichtig zu wissen, dass man Begabung und Talent nicht daran erkennt, dass jemand etwas besonders gut macht, sondern daran, dass er mit großer Hingabe bei der Sache ist.

Das eigene Element lässt sich in nahezu jedem Lebensbereich finden – die menschliche Intelligenz ist sehr vielgestaltig. Remo Largo unterscheidet in diesem Zusammenhang acht Kompetenzbereiche:

- soziale Kompetenz
- sprachliche Kompetenz
- musikalische Kompetenz
- figural-räumliche Kompetenz
- logisch-mathematische Kompetenz
- zeitlich-planerische Kompetenz
- motorisch-kinästhetische Kompetenz
- körperliche Kompetenz[83]

Frage Dich also nicht so sehr, wie intelligent Du bist, sondern eher auf welche Art und Weise Du intelligent bist und konzentriere Dich darauf. Jeder Mensch ist auf seine ganz eigene Weise besonders. Auch Du.

Die Falle in diesem Zusammenhang ist, dass Du Dich bei der Suche nach Deinem Element stressen lässt und Dich unter Druck setzt, wenn Du es nicht sofort erkennst. Das ist nicht Sinn der Sache. Einige Menschen finden ihr Element ganz leicht und können es auch sehr schnell benennen, andere Menschen benötigen etwas mehr Zeit dafür. Das ist völlig normal. In erster Linie geht es darum, die Aufmerksamkeit auf das zu lenken, was Du schon mitbringst und was Dir Freude macht.

Und denke immer daran, dass Dein Element alles Mögliche sein kann – vom Hundetraining bis zum Kostümdesign.

? Fragen, die Dir hier helfen können, sind:

- Was macht mir wirklich Freude?
- Was würde mir Freude machen, wenn es möglich wäre?
- Was interessiert mich wirklich?
- Was kann ich, ohne mich dafür anstrengen zu müssen?
- Worin liegt meine natürliche Begabung?

Sobald Menschen ihr Talent spüren und erkennen, was sie sind und was sie mitbringen, werden sie zu neuen Menschen. Das effektivste Mittel eine Sucht zu bewältigen ist, eine neue Perspektive und Begeisterung zu finden, die so bedeutungsvoll ist, dass dafür das eigene Suchtverhalten aufgegeben werden kann: »Wenn Menschen in ihrem Element sind, haben sie Kontakt zu etwas, das ihr Identitätsgefühl, ihren Lebenssinn und ihr Wohlbefinden entscheidend bestimmt. Sie erfahren etwas über sich selbst, können genauer definieren, wer sie sind und was sie mit ihrem Leben anfangen sollen.«[84]

? Als Eltern könnten Sie sich in diesem Zusammenhang die folgenden Fragen stellen:

- Was macht unserem Kind Freude, wenn es sich selbst überlassen ist?
- Was interessiert unser Kind wirklich?
- Welche Fragen stellt es von sich aus?
- Worin könnte die ureigenste Begabung unseres Kindes liegen?
- Wo könnten bei unserem Kind Begabung und Freude im Sinne des in diesem Abschnitt beschriebenen Elements zusammenkommen?

Kreative Potenziale

Wer in seinem Element ist, schließt sich an seine ursprüngliche Kreativität an. Kreativ zu sein bedeutet, sich mit seiner ureigenen Kraft zu verbinden, zu experimentieren und zu erfinden. Es bedeutet auch, bereits vorhandenes Wissen und vorhandene Erfahrungen neu zu verknüpfen und so andere Perspektiven entstehen zu lassen. Kreatives Denken kommt aus den Tiefen unseres Unterbewusstseins und ist der Gegenpol zu allem, was mit reinem Auswendiglernen zu tun hat. Dieser Vorgang führt im Gehirn zu einer vermehrten Ausschüttung von Neurotransmittern – und macht glücklich.

Menschen, die an Magersucht erkranken, sind häufig sehr kreativ. Ein entscheidender Schritt in der Therapie ist es, diesen Menschen einen neuen Zugang zu ihrer ursprünglichen Kreativität zu ermöglichen.

Kreativ tätig zu werden ist der schnellste Weg, Neid- und Ohnmachtsgefühle abzubauen. Die Falle dabei ist allerdings, dass Du versuchst, die Dinge wieder besonders gut machen zu wollen und dann wieder beim Leistungsdruck landest.

Gemeinsame Freude in der Familie

In den meisten Familien, in denen ein Kind an Magersucht erkrankt ist, fühlt es sich an, wie wenn sich ein großer dunkler Schleier über alle Räume des Hauses gelegt hätte. Die ganze Familie kommt häufig nur noch am Esstisch zusammen und gerade dort eskaliert dann die Lage oft innerhalb kürzester Zeit. Die Stimmung im Haus ist meist stark angespannt und selbst die gesunden Geschwisterkinder trauen sich häufig nicht mehr, Freunde mit nach Hause zu bringen und ihr Leben zu genießen.

Wir haben im vorigen Kapitel gesehen, wie wichtig eine gute und nahe Verbindung zu anderen Menschen ist, um uns in unserem Leben wohl, sicher und geliebt zu fühlen. Aus diesem Grund ist es hilfreich, wenn Sie in Ihrer Familie Zeiten haben, in denen diese Verbindung wieder spürbar wird und in denen Sie sich wieder gemeinsam freuen und auch gemeinsam lachen können. Klammern Sie in diesen Zeiten die Essensthematik aus und fragen Sie sich, was Sie als Familie verbindet und woran Sie als Familie gemeinsam Freude haben. Vielleicht musizieren Sie zusammen oder pflanzen neue Sträucher in Ihrem Garten. Das Wichtigste dabei ist, dass es sich unbeschwert anfühlt und Freude macht.

Für die Betroffenen ist diese Zeit, die sie gemeinsam mit der Familie und ohne die Essensthematik verbringen, sehr wichtig und wertvoll, auch wenn es im Außen zu Beginn vielleicht nicht danach aussieht. Sie spüren so, dass es in der Familie noch eine Welt außerhalb der Essensthematik gibt und nehmen wieder eine Verbindung zu den Menschen wahr, die ihnen am nächsten sind.

Eine besondere Möglichkeit in diesem Zusammenhang ist es, sich als Familie gemeinsam für ein gemeinnütziges Projekt zu engagieren. Nichts verbindet mehr, als gemeinsam andere Menschen oder Tiere zu unterstützen und ein Projekt zu haben, das über den eigenen Horizont hinausreicht.

6 Erfüllte Beziehungen

In diesem Kapitel konzentrieren wir uns nun ganz auf das Thema Verbindung und sehen uns an, warum es so wichtig ist, gute und erfüllte Beziehungen in unserem Leben zu haben.

Als Menschen sind wir Bindungswesen und damit von Natur aus und von Beginn an dafür gemacht, intensive Bindungen zu anderen Menschen einzugehen. Guter und enger Kontakt zu uns nahestehenden Menschen gibt uns ein Gefühl der Sicherheit und der Freude.

Erfüllte Beziehungen machen unser Leben auch reicher. Das menschliche Gehirn kann nur einen kleinen, subjektiven Teil der Wirklichkeit wahrnehmen. Die Gründe hierfür habe ich im dritten Kapitel beschrieben. Dieser kleine Ausschnitt kann sich durch den Austausch mit einer anderen Person erweitern. Je mehr wir uns für die Realität unseres Gegenübers öffnen, desto mehr vergrößert sich dadurch der Teil der Wirklichkeit, den wir selbst erfassen können: Zu zweit sieht man mehr. Die Voraussetzung dafür ist, dass wir das Anderssein unseres Gegenübers nicht als bedrohlich oder einschränkend erleben, sondern als Bereicherung unserer eigenen Sichtweise. Wir kommen darauf bei der Kommunikation später zurück.

Im zweiten Kapitel haben wir das Bild des Menschen in seinen verschiedenen Dimensionen betrachtet. Dieses Bild beeinflusst natürlich auch die Art unserer zwischenmenschlichen Beziehungen. Wenn wir selbst in verschiedenen Dimensionen existieren und unser ganzes Potenzial auf die Erde bringen möchten, dann geht es unserem Gegenüber auch so. Im Idealfall ist eine Beziehung so gestaltet, dass wir den anderen in seinen verschiedenen Dimensionen sehen und ihm helfen, in seine Kraft zu kommen. Heilsam sind Beziehungen dann, wenn sich Menschen als Subjekt begegnen.

Wir brauchen einander, um unser Potenzial voll entfalten zu können, und die größte Heilung für den Menschen ist letztlich der Mensch selbst. Martin Buber schreibt dazu: »Die Grundlage menschlichen Zusammenlebens ist eine zweifache und doch eine einzige: der Wunsch jedes Menschen, von den anderen als das bestätigt zu werden, was er ist, oder sogar als das, was er werden kann; und die angeborene Fähigkeit der Menschen, seine Mitmenschen in dieser Weise zu bestätigen.«[85]

Menschen, die an Magersucht erkrankt sind, haben meist große Angst davor, sich auf echte Beziehungen einzulassen und sich in dem zu zeigen, was sie sind. In diesem Kapitel beschäftigen wir uns daher mit der Frage, was wir brauchen, um uns in Beziehungen gut und sicher zu fühlen. Fangen wir dabei mit der Beziehung zu uns selbst an.

Die Bedeutung der Selbstliebe

Alles beginnt bei der Beziehung zu uns selbst – das hatten wir bereits im zweiten Kapitel gesehen. Selbstliebe ist der Anfang jeder guten Beziehung. Ohne die Fähigkeit, uns selbst zu lieben, wird das Leben sehr mühsam und anstrengend. Selbstliebe hat nichts zu tun mit Egoismus – im Gegenteil. Selbstliebe ist die Voraussetzung dafür, dass wir überhaupt mit anderen Menschen in echten Kontakt treten können, ohne dabei ständig mit uns selbst beschäftigt zu sein.

Selbstliebe ist der entscheidende Faktor auf Deinem Weg und die Kraft, die Dich durch Dein ganzes Leben trägt. Du bist der einzige Mensch, den Du immer und überall bei Dir hast. Wenn Du freundlich und liebevoll mit Dir selbst umgehst, ist die Energie in Deiner nächsten Umgebung immer gut. Wie wir weiter oben gesehen haben, hat Liebe eine sehr hohe Frequenz. Wenn Du Dich selbst liebst, wirkt diese Energie auf Dich und auf Dein gesamtes Umfeld.

Um Dich mit Dir selbst wirklich gut und sicher zu fühlen, ist es zunächst sinnvoll, Dein eigenes Wesen möglichst gut kennenzulernen und herauszufinden, wer Du wirklich bist.

Wahrscheinlich wirst Du auf diesem Weg auch auf Anteile stoßen, die Du so eigentlich überhaupt nicht haben wolltest. Wie wir im vierten Kapitel gesehen haben, ist es hilfreich, hier soweit zu kommen, dass alles genau so sein darf, wie es ist – im Sinne von: Ja, das bin ich auch. Die Grundlage jeglicher Entwicklung ist immer ein Annehmen dessen, was ist.

Die folgende Geschichte soll genau dies veranschaulichen.

Schweigend saß der Cherokee-Großvater mit seinem Enkel am Lagerfeuer und schaute nachdenklich in die Flammen. Die Bäume um sie herum warfen schaurige Schatten, das Feuer knackte und die Flammen loderten in den Himmel. Nach einer gewissen Zeit meinte der Großvater: »Flammenlicht und die Dunkelheit, wie die zwei Wölfe, die in unserem Herzen wohnen.« Fragend schaute ihn der Enkel an. Daraufhin begann der alte Cherokee seinem Enkel eine sehr alte Stammesgeschichte von einem weißen und einem schwarzen Wolf zu erzählen.

»In jedem von uns lebt ein weißer und ein schwarzer Wolf. Der weiße Wolf verkörpert alles, was gut, der Schwarze alles, was schlecht ist in uns. Der weiße Wolf lebt von Gerechtigkeit und Frieden, der schwarze Wolf von Wut, Angst und Hass.

Zwischen beiden Wölfen findet ein ewiger Kampf statt, denn der schwarze Wolf ist böse – er steht für das Negative in uns wie Zorn, Neid, Trauer, Angst, Gier, Arroganz, Selbstmitleid, Groll, Minderwertigkeit, Lüge, falscher Stolz und vieles mehr. Der andere, der weiße Wolf ist gut – er ist Freude, Friede, Liebe, Hoffnung, Freundlichkeit, Güte, Mitgefühl, Großzügigkeit, Wahrheit und all das Lichte in uns.

Dieser Kampf zwischen den beiden findet auch in dir und in jeder anderen Person statt, denn wir haben alle diese beiden Wölfe in uns.«

Der Enkel dachte kurz darüber nach und dann fragte er seinen Großvater: »Und welcher Wolf gewinnt?« Der alte Cherokee antwortete: »Der, den du fütterst. Nur bedenke, wenn du nur den weißen Wolf fütterst, wird der Schwarze hinter jeder Ecke lauern, auf dich warten und wenn du abgelenkt oder schwach bist, wird er auf dich zuspringen, um die Aufmerksamkeit zu bekommen, die er braucht. Je weniger Aufmerksamkeit er bekommt, umso stärker wird er den weißen Wolf bekämpfen. Aber wenn du ihn beachtest, ist er glücklich. Damit ist auch der weiße Wolf glücklich, und beide gewinnen.

Das ist die große Herausforderung eines jeden von uns – das innere Gleichgewicht herzustellen. Denn der schwarze Wolf hat auch viele wertvolle Qualitäten – dazu gehören Beharrlichkeit, Mut, Furchtlosigkeit, Willensstärke und ein großes intuitives Gespür. Aspekte, die du brauchst in Zeiten, in denen der weiße Wolf nicht mehr weiter weiß, denn er hat auch seine Schwächen.

Du siehst, der weiße Wolf braucht den schwarzen Wolf an seiner Seite. Beide gehören zusammen. Fütterst du nur den einen, verhungert der andere und wird unkontrollierbar. Wenn du beide fütterst und pflegst, wird es ihnen guttun und ein Teil von etwas Größerem, das in Harmonie wachsen kann. Füttere beide und du wirst deine Aufmerksamkeit nicht auf den inneren Kampf verwenden müssen. Und wenn es keinen inneren Kampf gibt, kann man die Stimme der alles wissenden Führer hören, die dir in jeder Situation den richtigen Weg deutet.

Frieden, mein Sohn, ist die Mission der Cherokee, ist das Leben.
Ein Mann, der den schwarzen und weißen Wolf in Frieden in sich hat, der hat alles. Ein Mann, der in seinen inneren Krieg gezogen wird, der hat nichts. Dein Leben wird davon bestimmt, wie du mit deinen gegnerischen Kräften umgehst. Lass nicht den einen oder anderen verhungern, füttere sie beide und beide gewinnen.«

Eine alte Indianerweisheit, Autor unbekannt

Das Gute dabei ist: Wenn Du Deine eigenen dunklen Seiten klar siehst und mit ihnen im Frieden bist, kannst Du auch sehr viel leichter mit den Schwächen anderer Menschen umgehen, weil Du dann keine Perfektion mehr von ihnen erwartest.

? Wichtige Fragen in diesem Zusammenhang sind:

- Was sind meine größten Stärken?
- Was sind meine größten Schwächen?

Authentizität und Klarheit

Wenn wir die Fähigkeit besitzen, uns selbst realistisch einzuschätzen und uns so annehmen wie wir sind, können wir im Außen authentisch und klar auftreten. Wir müssen uns nicht mehr verstellen und können uns in unseren Stärken und Schwächen, in unseren Wünschen und Bedürfnissen zeigen. Wir können klar kommunizieren, was wir möchten und was nicht. Die Präsenz von Menschen, die ein authentisches Auftreten haben, wird daher meist als sehr angenehm empfunden.

Menschen, die an Magersucht erkrankt sind, präsentieren sich oft anders, als sie sind, weil sie sich für kompliziert halten und sich so niemandem zumuten möchten. Dabei erkennen sie nicht, dass die eigentliche Komplexität erst durch den Verstellungsvorgang entsteht. Wären sie in der Lage, in einer bestimmten Situation zu sich zu stehen und beispielsweise ein Angebot abzulehnen, anstatt dem anderen zuliebe mitzumachen, könnten in den meisten Fällen komplizierte Diskussionen vermieden werden. Indem sich die Betroffenen aber kontinuierlich verstellen, werden die Beziehungen, die sie führen, immer komplizierter. Sie halten trotzdem weiter an ihrem unauthentischen Verhalten fest, weil sie nicht erkennen, dass die Komplexität vieler Konflikte ihren Ursprung in der eigenen Unaufrichtigkeit und Unklarheit hat.

Unauthentisches Verhalten ist höchst anstrengend für alle Beteiligten und es kann Dich in sehr unangenehme und zum Teil sogar absurde Situationen bringen. Das hast Du bestimmt schon erlebt.

Das Leben wird sehr viel leichter, wenn Du davon ausgehst, dass andere Menschen Dich in Deiner echten Version kennenlernen möchten und nicht in einer verdrehten oder vorgetäuschten Version. Es kostet Unmengen an Energie zu versuchen, Dich für alle Menschen, denen du begegnest, passend zu machen. Damit verlierst Du Dich selbst. Viel effektiver ist es, davon auszugehen, dass Du genau so Sinn ergibst, wie Du bist, und dass die Welt am meisten davon hat, wenn Du die stimmigste und authentischste Version Deiner selbst lebst.

Und das Schöne dabei ist: Wenn Du authentisch bist und Deine Stärken lebst, ziehst Du genau die Menschen an, die wirklich zu Dir passen.

Denk immer daran: Niemand kann Dein eigenes Potenzial so gut leben wie Du selbst.

? An dieser Stelle sind folgende Fragen hilfreich:

- Wie bin ich eigentlich gedacht?
- Wie sieht die authentischste und stimmigste Version von mir aus?
- Wie fühle ich als diese Person?
- Wie denke ich als diese Person?
- Was mache ich als diese Person?

Beziehungen in der Familie

Wir haben in den vorangegangenen Abschnitten gesehen, dass die Beziehung, die wir zu uns selbst haben, alle anderen Beziehungen in unserem Leben beeinflusst. In diesem Abschnitt kommen wir nun zu den Menschen, die uns auf unserem Weg begleiten.

Unsere ersten Weggefährten sind unsere engsten Familienmitglieder. Mit ihnen machen wir unsere ersten Beziehungserfahrungen. Wie im dritten Kapitel beschrieben, prägen sich diese Erfahrungen meist so tief in uns ein, dass sie unsere Wahrnehmung der Welt und all unsere weiteren Beziehungen in entscheidender Weise beeinflussen. An dieser Stelle ist es nun wichtig, sich immer wieder bewusst zu machen, dass auch unsere Eltern, Großeltern und Urgroßeltern als Baby und Kleinkind diese Urbeziehungserfahrungen gemacht haben und ihrerseits davon geprägt worden sind. Wir sind alle in ein großes Netz von Beziehungen eingebunden und stellen nur einen Teil einer langen Ahnenreihe dar. Sinnvoller als in dieser Reihe einen Schuldigen zu suchen, ist es anzunehmen, dass jeder zu jedem Zeitpunkt unter den gegebenen Umständen das ihm Bestmögliche getan hat.

Das schönste Zitat, das ich zum Thema Schuld gefunden habe, stammt von Khalil Gibran und ist seinem Buch »Der Prophet« entnommen[86]:

»Oft habe ich euch von einem, der ein Unrecht begeht, reden hören, als sei er nicht einer von euch, sondern ein Fremder und ein Eindringling in eure Welt.

Aber ich sage euch, selbst wie der Heilige und Rechtschaffene nicht über das Höchste hinaussteigen kann, das in jedem von euch ist, so kann der Böse und Schwache nicht tiefer fallen, als das Niedrigste, das auch in euch ist.

Und wie ein einzelnes Blatt nicht ohne das stille Wissen des ganzen Baumes vergilbt, so kann auch der Übeltäter kein Unrecht tun ohne den verborgenen Willen von euch allen.

Wie in einer Prozession geht ihr zusammen eurem göttlichen Ich entgegen.

Ihr seid der Weg und die Reisenden.

Und wenn einer von euch fällt, fällt er für die hinter ihm, eine Warnung vor dem Stolperstein.

Ja, und er fällt für die vor ihm, die, obgleich schneller und sicherer im Schritt, den Stein des Anstoßes nicht entfernten.«

Gemeinsame Erfahrungen

Natürlich hätten wir auf der rein persönlichen Ebene alle gern eine perfekte und harmonische Familie, in der alle gesund sind, es keine Konflikte gibt und in der das Zusammensein immer angenehm ist. Solche Familien existieren allerdings nur sehr selten.

Von einer seelischen Perspektive aus betrachtet, werden wir nicht in eine Familie hineingeboren, um dort in perfekter Harmonie zu leben. Vielmehr geht es darum, gemeinsam bestimmte Erfahrungen zu machen und voneinander zu lernen. Letztendlich treffen wir auf genau die Familienkonstellation, die die besten Voraussetzungen für unsere Entwicklung bietet und in der wir die für unsere Entwicklung nötigen Erfahrungen machen können. Jede Familie hat dabei ihre eigenen Aufgaben und Herausforderungen zu bewältigen. Gemeinsam ist uns allen, dass wir in einer Familie zusammenkommen, um an den Erfahrungen, die wir gemeinsam machen, zu wachsen. Wie wichtig dafür auch schwierige Zeiten sind, zeigt die folgende Parabel.

Ich hörte eine alte Parabel. Sie muss sehr alt sein, denn in jenen Tagen lebte Gott für gewöhnlich auf der Erde. Eines Tages kam ein Bauer zu ihm und sagte: »Siehe, du magst Gott sein und die ganze Welt geschaffen haben, doch muss ich dir eines sagen: Du bist kein Bauer. Du kennst noch nicht einmal das Einmaleins der Landwirtschaft, da musst du noch viel lernen.«

Und Gott sagte: »Was ist dein Rat?«

Der Bauer antwortete: »Gib mir ein Jahr und lass die Dinge so geschehen, wie ich es für richtig halte, und dann schauen wir: Du wirst sehen, es wird keine Armut mehr geben.«

Gott stimmte zu und gewährte dem Bauern ein Jahr. Natürlich verlangte dieser das Beste und nur das Beste: Keine Stürme, keine Trockenheit, nichts, was eine Gefahr für das Getreide sein könnte. Alles war angenehm und behaglich, und der Bauer war glücklich.

Das Getreide wuchs ungemein. Wollte er Sonne, gab es Sonne, wollte er Regen, gab es genauso viel Regen, wie es angemessen war. In diesem Jahr war alles vollkommen, mathematisch perfekt.

Das Getreide wuchs so hoch, dass der Bauer zu Gott kam und ihm sagte: »Schau nur! Dieses Jahr werden wir so viel Weizen haben, dass die Menschen auch in zehn Jahren noch genug zu essen hätten, selbst wenn sie nicht arbeiten sollten.«

Doch als man die Ernte einholte, waren die Hülsen des Getreides leer. Dies überraschte den Bauern sehr. Er fragte Gott: »Was ist geschehen? Wo liegt der Fehler?«

Gott sagte ihm: »Es gab keinerlei Herausforderung, weder Konflikt noch Spannung, weil du alles vermiedest, was schlecht war. Dadurch ist das Getreide impotent geworden. Ein wenig Kampf ist unvermeidlich. Die Stürme mit ihrem Blitz und Donner sind nötig, da sie die Seele im Getreide reifen lassen.«

Autor unbekannt

Konflikte zwischen Familienmitgliedern sind notwendig. Sie beinhalten die Möglichkeit, über ein tieferes Verstehen des anderen den eigenen Horizont zu erweitern – gemeinsam sehen wir mehr. Im Alltag laufen wir oft Gefahr, den anderen nicht so wahrzunehmen, wie er ist, sondern wie wir aufgrund früherer Erfahrungen erwarten, dass er ist und dass er sich verhält. Und wir gehen davon aus, dass er sich über kurz oder lang nach unseren Vorstellungen und Wünschen entwickeln müsste. Irgendwann stellen wir dann enttäuscht fest, dass die andere Person nicht unseren, sondern ihren eigenen Weg gegangen ist. Der Sinn einer echten Begegnung würde darin bestehen, eine Person wirklich kennenzulernen und sie immer wieder neu in dem zu sehen, was sie eigentlich ist.

Der Umgang mit Konflikten fällt leichter, wenn wir uns daran erinnern, dass es ein grundlegendes menschliches Bedürfnis ist, im Leben nahestehender Menschen wertvoll zu sein. Jeder Mensch möchte zunächst in seinem eigenen Wert anerkannt und geschätzt werden. Insbesondere Kinder freuen sich, wenn sie das Gefühl haben, dass sie durch ihre Art zu sein das Leben ihrer Eltern reich machen.

Im Folgenden sehen wir uns nun einige wesentliche Punkte an, welche die Situation in den betroffenen Familien erleichtern können – und wir beginnen mit einem offenen und ehrlichen Umgang mit den eigenen Gefühlen.

Ein ehrlicher Umgang mit den eigenen Gefühlen

Kinder beobachten ihre Eltern sehr genau. Sie beobachten, welche Gefühle ihre Eltern zeigen und welche nicht. Bewusst oder unbewusst prüfen sie, wie authentisch ein Gefühl oder ein Verhalten ist. Sie nehmen wahr, wie sich die beiden Elternteile zueinander verhalten und wie sie ihre Rollen als Frau beziehungsweise Mann leben.

In diesem Zusammenhang ist es wichtig zu wissen, dass die Frequenz, aus der heraus eine Person spricht (die Körpersprache, die Stimme und der Tonfall) einen sehr viel höheren Anteil an der Wirkung einer sprachlichen Nachricht haben als der rein verbale Inhalt. Kinder orientieren sich demnach viel mehr an dem, was sie von ihren Eltern spüren, am Körper ablesen oder in der Stimme und im Tonfall hören, als an dem Inhalt der gesprochenen Worte. Sie sind verwirrt, wenn sie einerseits bei ihrem Gegenüber Trauer spüren und im Gesicht und an der Körperhaltung eines Elternteils Trauer sehen, dieser Elternteil aber beteuert, es gehe ihm sehr gut.

Eltern, die guten Kontakt zu ihren eigenen Gefühlen haben und all ihre Gefühle annehmen und zeigen, können sich im Allgemeinen auch leicht in ihre Kinder einfühlen. So kann sich beispielsweise ein Elternteil, der seine eigene Trauer spürt und annimmt, auch meist gut in die Trauer eines Kindes hineinversetzen und entsprechend damit umgehen. Die Kinder lernen so, dass es normal ist, verschiedene Gefühle zu haben und dass ihre Gefühle grundsätzlich in Ordnung sind. Sie lernen sie zu unterscheiden und zu benennen und wissen im Laufe der Zeit immer besser, wie sie mit ihren Gefühlen umgehen können.

Wenn Eltern – aus welchen Gründen auch immer – einen schwierigen Zugang zu ihren eigenen Gefühlen und Bedürfnissen haben, fällt es ihnen verständlicherweise häufig auch schwer, die entsprechenden Bedürfnisse und Gefühle bei ihren Kindern zu erkennen und diesen Gefühlen ausreichend Platz einzuräumen. Sie tendieren dann dazu, diese Gefühle beiseitezuschieben und das Kind in diesem Gefühl nicht ernst zu nehmen. Das Kind kann dadurch verunsichert werden und die eigenen unangenehmen Gefühle in der Folge als bedrohlich erleben, da es sie weder einordnen noch damit umgehen kann. Wie wir bereits im ersten Kapitel gesehen haben, verfolgen die ständigen körperlichen Betätigungen der Betroffenen unter anderem den Zweck, weniger spüren zu müssen.

Diese Unsicherheit in Bezug auf die eigenen Gefühle ist für den Verlauf der Erkrankung von entscheidender Bedeutung, da die Betroffenen immer weniger wissen, was sie eigentlich selbst spüren und sich daher immer stärker an den Gefühlen und Bedürfnissen anderer Menschen orientieren. Es hat einen hohen Preis, die eigenen Gefühle nicht mehr wahrzunehmen – die Betroffenen verlieren immer mehr den Boden unter den Füßen, weil sie sich nicht mehr orientieren können.

Die Problematik in diesen Familien besteht nun darin, dass ein Elternteil, der seine Gefühle nicht vollständig wahrnehmen und damit umgehen kann, auf ein Kind trifft, das dies ebenso wenig gelernt hat. Insofern ist es kein Wunder, dass Diskussionen in der Familie innerhalb kürzester Zeit in die absolute Verwirrung führen und sich eine Stimmung der Ausweglosigkeit breitmacht. Die größten Komplikationen entstehen in diesen Familien dadurch, dass jeder gerne für den anderen sorgen möchte, sich aber nicht über die eigenen Wünsche und Bedürfnisse im Klaren ist. Diese Wünsche und Bedürfnisse wirken aber sehr wohl unbewusst und beeinflussen die Kommunikation auf ungünstige Weise, wie wir weiter unten genauer sehen werden.

Ein Ausstieg aus dieser Situation ist nur möglich, wenn jeder bei sich selbst anfängt. Dabei ist es wichtig, zunächst ganz ehrlich die eigene Gefühls- und Bedürfnislage zu betrachten und sich selbst mit allen Licht- und Schattenseiten anzunehmen. In einem zweiten Schritt geht es darum, die eigenen Gefühle und Bedürfnisse zum Ausdruck zu bringen. Nur dadurch werden wir für unser Gegenüber sichtbar und greifbar, in dem, was wir sind.

An dieser Stelle kommen wir noch einmal auf das Modell der inneren Anteile zurück. Im Folgenden sehen Sie eine Grafik, die die beiden inneren Systeme zweier Familienmitglieder in einer Auseinandersetzung veranschaulicht. Nehmen wir an, Person A sei in diesem Beispiel eine an Magersucht erkrankte Tochter, Person B sei die Mutter. Der ockerfarbene Teil jeder Figur stellt dabei die Anteile dar, die sich bei dieser Begegnung im Vordergrund zeigen, der schwarze Teil die Anteile, die eher im Hintergrund bleiben.

Was in den betroffenen Familien häufig passiert, ist, dass sich die verschiedenen inneren Kindanteile der einzelnen Familienmitglieder gegenüberstehen. Die Eltern sind angesichts der Schwere der Erkrankung häufig nicht mehr in der Lage, das Kind aus einer Erwachsenenposition heraus zu begleiten. Sie fühlen sich vollkommen hilflos einem Menschen gegenüber, der nicht mehr von seinem Weg tiefer in die Krankheit hinein abzubringen ist. Je mehr sie versuchen, ihr Kind zu überzeugen, mehr zu essen, desto schlimmer wird die Lage. Sie

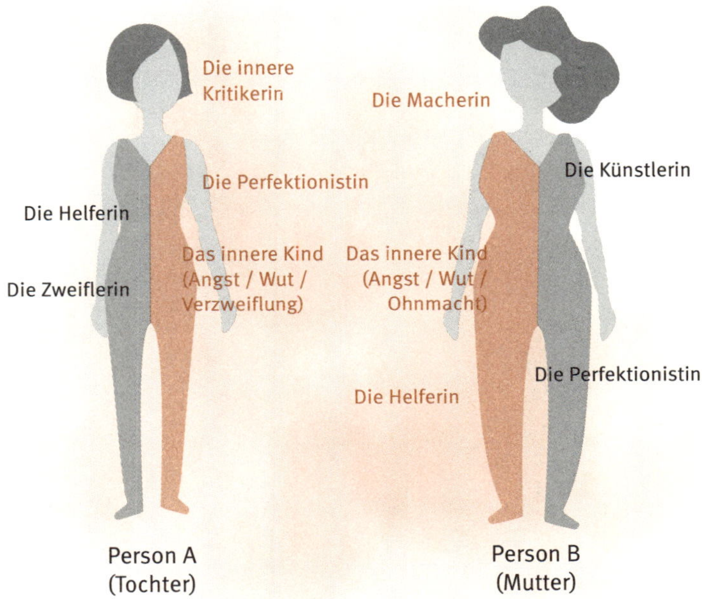

tendieren dazu, sich auch immer mehr aus dem Modus des inneren Kindes heraus zu verhalten. Sobald es gelingt, diese Anteile bewusst zu sehen und über sie zu sprechen, entspannt sich in den meisten Fällen die Situation.

In dieser Grafik zeigt sich weiterhin, dass Mutter und Tochter meist sehr ähnliche innere Anteile haben.

Wenn Sie möchten, können Sie die nachfolgende Grafik selbst zusammen mit einem Ihrer Familienmitglieder ausfüllen. Jeder wählt zunächst seine Figur. Dann trägt jeder die inneren Anteile in seine Figur ein, die in dieser Auseinandersetzung mit der anderen Person am stärksten präsent sind und danach die Anteile, die eher im Hintergrund bleiben. An dieser Stelle ist es wichtig, ehrlich mit sich selbst und dem anderen zu sein.

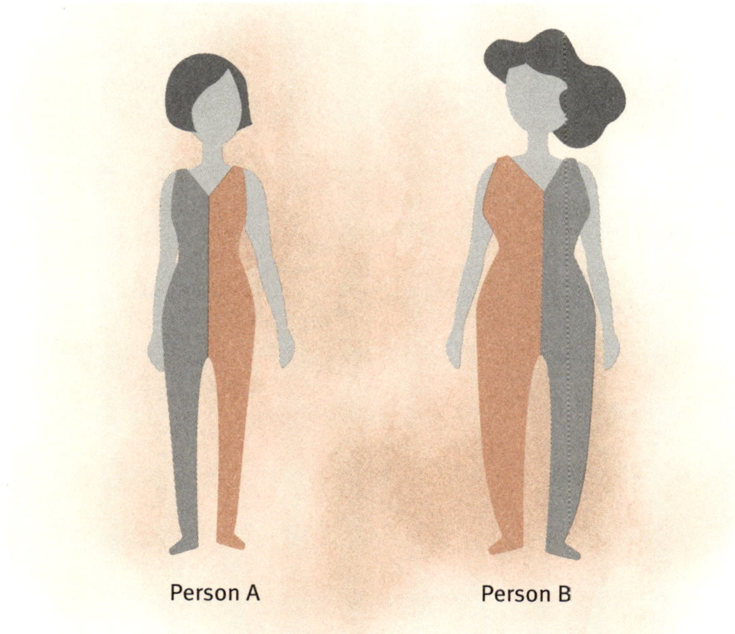

Bitte denken Sie daran, dass es sich bei sehr heftigen, unangenehmen Gefühlen meist um innere Kindanteile handelt. Sie können diese in der Grafik als innere Kindanteile bezeichnen oder auch das Gefühl benennen, in dem sich dieser Anteil zeigt.

In einigen Veröffentlichungen werden unsere inneren Anteile mit Tieren assoziiert. Wenn Ihnen diese Herangehensweise liegt, können Sie auch gerne mit Tierbildern arbeiten und diese in der Grafik eintragen.[87]

Wenn Sie im Anschluss daran über diese Auflistung sprechen, ergibt es Sinn, dies aus einer übergeordneten Perspektive zu tun. Am besten Sie zeichnen an der Stelle, an der es für Sie am passendsten erscheint, eine Beobachterposition in Ihre Figur ein, aus der heraus Sie die einzelnen Anteile beobachten und für sie sprechen können.

Die Kraft der Aggression

An dieser Stelle schauen wir uns kurz das Gefühl der Aggression näher an. Wie viele andere Gefühle wird auch die Aggression in den betroffenen Familien häufig nicht bewusst wahrgenommen und offen gezeigt. Stattdessen brodelt sie unter der Oberfläche. Es kostet alle Beteiligten sehr viel Energie, dieses Gefühl zu unterdrücken, und die Stimmung im Haus wird dadurch enorm belastet. Die Eltern möchten perfekte Eltern sein und das Kind ein perfektes Kind. Die Messlatte wird dadurch so hoch gelegt, dass es häufig zu Frustrationen kommt: »Die neuromantische Kultur hat es geschafft, Erwachsenen die Bürde aufzuerlegen, immer lieb, freundlich, verständnisvoll, sanft und zärtlich zu sein – eine menschenunmögliche Aufgabe. [...] Sie haben sich freiwillig beschnitten und verboten, ihre breite Skala an natürlichen und gesunden menschlichen Emotionen – einschließlich der Aggressivität – auszudrücken und auszuleben.«[88]

Aggression hat viele Gesichter und kann sich als Reizbarkeit, Irritation, Frustration, Zorn, Wut und Hass zeigen. Sie kann nach außen oder nach innen gerichtet sein. Gerade für Frauen war und ist es oft schwierig, mit ihren Aggressionen auf gesunde Art und Weise umzugehen. Sie wenden sie daher häufig nach innen, was das Verhalten jedoch nicht weniger aggressiv macht.

Aggressionen gehören zu unserer Grundausstattung als Mensch. Sie sind weder gut noch schlecht und es ist völlig natürlich, dass in Familien Konflikte auftreten. Wenn sich die Eltern aber nicht mit all ihren Gefühlen zeigen, haben die Kinder keine Möglichkeit, aus der Nähe zu erfahren, was authentisches Menschsein bedeutet. Kinder möchten sehen, dass es ganz normal ist, bestimmte unangenehme Gefühle zu haben, und sie möchten lernen, wie sie selbst mit ihren Aggressionen umgehen können. Aggressionen beinhalten Handlungsimpulse, die es uns ermöglichen, uns selbst zu behaupten, unsere Grenzen zu verteidigen und Situationen neu zu gestalten.

Wie jedes andere Gefühl hat auch die Aggression Bedeutung und Funktion. Diese können wir nur erfassen und erfahren, wenn wir Gefühle der Wut und Frustration zulassen, annehmen und ihnen den nötigen Raum geben. Sobald wir uns mit der eigenen Wut und Frustration auseinandersetzen, wird deutlich, dass hinter aggressiven Verhaltensweisen häufig andere und tiefere Gefühle liegen. Oftmals ist es leichter, über das Verhalten eines anderen wütend zu sein, als die eigene Ohnmacht, die eigene Überforderung, die eigene Angst oder die eigene Trauer darüber zu spüren und zum Ausdruck zu bringen. So reagieren zum Beispiel Kinder häufig dann mit Aggressionen, wenn ihnen das Gefühl, wertvoll für ihre Eltern zu sein, abhandenkommt. In diesem Sinne könnte jedes aggressive und selbstdestruktive Verhalten eines Kindes oder Jugendlichen als Botschaft verstanden werden, im Sinne von: »Hallo, existiert dort draußen jemand, der wünscht, meine Welt kennenzulernen, und der versuchen will, das Leben aus meiner Perspektive zu erfahren? Ich fühle mich in der letzten Zeit nicht gut und kann alleine nicht herausfinden, was sich machen lässt!«[89]

Die Bedeutung der Angst

In engem Zusammenhang mit dem Gefühl der Aggression steht die Angst. Der größte Motor für Aggressionen sind Ängste. Wir verhalten uns immer dann am aggressivsten, wenn wir am meisten Angst haben oder wenn wir vollkommen überfordert sind.

Auch die Angst spielt in den betroffenen Familien eine große Rolle und auch sie wird selten offen und ehrlich thematisiert. Häufig sind sich weder die Betroffenen noch die Eltern bewusst, wie viel Angst sie eigentlich haben.

Wenn wir nicht möchten, dass unsere Ängste bewusst oder unbewusst unser Leben steuern, ist es wichtig, sich mit dieser Thematik näher zu beschäftigen und die eigenen Ängste klar im Blick zu haben. Sehen wir uns daher im Folgenden einige Formen von Angst an.

Angst entsteht zunächst immer dann, wenn unsere Erwartungen nicht mit dem übereinstimmen, was in der Außenwelt real passiert. Zu Beginn des ersten Kapitels haben wir gesehen, dass wir immer dann stabil in uns selbst bleiben können, wenn wir die Ereignisse unseres Lebens als verstehbar, sinnhaft und handhabbar erleben. Wenn dies nicht mehr der Fall ist und wir plötzlich nicht mehr verstehen, was in unserem Leben passiert oder den Sinn nicht mehr erkennen können, bekommen wir Angst. Unser System ist in diesem Fall aufgefordert, sich innerlich neu zu ordnen und wieder in einen Zustand der Kohärenz zu kommen. Nach sehr einschneidenden Erlebnissen kann dies ein langer Prozess sein.

Angst entsteht weiterhin immer dann, wenn die Bereiche unseres Lebens bedroht werden, die uns auf der persönlichen Ebene sehr wichtig geworden sind und mit denen wir uns identifiziert haben. Wer sich zum Beispiel auf dieser persönlichen Ebene über das Thema Geld und Status definiert, wird sehr viel Angst bekommen, wenn er Gefahr läuft, diesen Status zu verlieren. Insofern zeigt das Ausmaß der Angst, inwieweit wir uns mit bestimmten Themen in unserem Leben verstrickt haben und wo diese Identifikationen ungesund geworden sind.

Darüber hinaus tritt Angst immer dann auf, wenn wir unseren verdrängten Gefühlen sehr nahekommen. Wir haben dann beispielsweise Angst davor, eine bestimmte Traurigkeit noch einmal spüren zu müssen. Nach Pennington ist die Angst ein Schwellenphänomen; sie begegnet uns einerseits an der Schwelle zu unseren verdrängten Gefühlen, andererseits aber auch immer dann, wenn wir Neuland betreten: »Um Neues zu erfahren müssen wir immer wieder die Angst vor dem Schritt ins (noch) Unbekannte überwinden. Insofern ist die Angst ein verlässlicher Wegweiser, der am mächtigsten dort in Erscheinung tritt, wo wir am meisten zu lernen haben.«[90]

Welche Form die Angst auch immer annimmt, wir haben auch hier zwei Möglichkeiten damit umzugehen: Wir können die Angst zulassen oder wir verdrängen sie – dann wirkt sie unbewusst weiter und alle Gefühle, die unter dieser Angst liegen, ebenso. Diese zweite Möglichkeit wählen Menschen, die an Magersucht erkrankt sind. Je mehr sich die Betroffenen körperlich verausgaben und je weniger sie essen, desto mehr Endorphine werden im Körper ausgeschüttet und desto weniger Angst spüren sie. Solange sie sich noch nicht in einem lebensbedrohlichen Zustand befinden, ist die Sucht für sie eine Möglichkeit, ihre Angst zu bewältigen. Hier wird auch deutlich, warum die Betroffenen ihr Programm nicht von heute auf morgen aufgeben können. Um auszusteigen, benötigen sie eine Strategie, mit ihrer Angst auf eine neue und gesunde Art und Weise umzugehen.

Die gesunde Möglichkeit wäre es, die eigene Angst anzunehmen und sich bewusst, klar und wohlwollend mit ihr auseinanderzusetzen. Auch Ängste gehören zu unserer Grundausstattung als Mensch. Ein komplett angstfreies Leben gibt es nicht. Was wir aber tun können, ist es, einen guten Umgang mit dieser Angst zu finden.

An dieser Stelle ist es sehr hilfreich, sich noch einmal an das Modell der inneren Anteile zu erinnern. Auch wenn sich unsere Angst noch so real und diesem Moment zugehörig anfühlt, so ist es häufig nicht unser erwachsenes oder jugendliches Ich, das diese Angst fühlt. Meist ist es ein innerer Kindanteil, der eine angstvolle und im Körper gespeicherte Situation aus der Vergangenheit immer wieder neu durchlebt.

? Daher sind folgende Fragen – auch für Sie als Eltern – in diesem Zusammenhang wichtig:

- Wann habe ich diese Angst schon einmal erlebt?
- In welches Lebensalter/in welchen Lebensabschnitt führt mich diese Angst?
- Wie verändert sich die Angst, wenn ich mir bewusst werde, dass diese Situation heute vorbei ist?

Von einer seelischen Perspektive aus betrachtet ist die Auseinandersetzung mit der eigenen Angst letztendlich der Weg in die Freiheit. In dem Moment, in dem es uns gelingt, einen inneren Beobachter in uns zu aktivieren, der unsere Angst sozusagen angstfrei beobachten kann, entsteht eine Distanz zu diesem Gefühl und es wirkt weniger unmittelbar. Wir erkennen, dass wir größer sind als unsere Angst. Dadurch können wir uns diesem Gefühl gegenüber neu und anders verhalten.

Auf der tiefsten Ebene ermöglichen uns die verschiedenen Ängste, uns kontinuierlich mit den Grundthemen unseres Menschseins auseinanderzusetzen. Varda Hasselmann und Frank Schmolke unterscheiden sieben archetypische Urängste. Nach diesem System hat jeder Mensch eine bestimmte Grundangst, die sich aus zweien der im Folgenden genannten Urängste zusammensetzt:

- Angst vor Unzulänglichkeit: die Angst, dem Dasein mit all seinen Herausforderungen und Anforderungen nicht gerecht zu werden und dem Leben hilflos und unfähig gegenüberzustehen.
- Angst vor Lebendigkeit: die Angst davor, die Kontrolle über das eigene Dasein, die Lebensumstände und die Umwelt zu verlieren.
- Angst vor Wertlosigkeit: die Angst, keine Daseinsberechtigung zu haben.
- Angst vor dem Unberechenbaren: die Angst vor dem Wandel und der Veränderung.
- Angst vor Mangel: die Angst, nicht genug zu bekommen.
- Angst vor Verletzung: die Angst vor jeglicher Art von Kränkung.
- Angst vor Versäumnis: die Angst, die eigene Zeit nicht nutzbringend genug einsetzen zu können.[91]

Jeder Mensch hat Angst, und es ergibt Sinn, sich in der Tiefe mit diesen Ängsten zu beschäftigen. Wenn wir unsere eigenen Ängste verstehen, erkennen wir auch leichter die Ängste unseres Gegenübers. Um sich empathisch in jemanden einfühlen zu können, ist diese Tatsache sehr wichtig – wie wir weiter unten in Bezug auf die Kommunikation sehen werden. Sobald wir die Angst eines Menschen verstehen und nachfühlen können, rückt uns dieser Mensch automatisch ein Stück näher.

An dieser Stelle kommen wir nun auf die Einleitung zu diesem Buch zurück: Jede Angst ist immer gebundenes Potenzial. Jede Angst trägt dieses Potenzial schon in sich. Je mehr wir unsere Angst zurückfahren, desto mehr spüren wir das Potenzial, das dadurch zum Vorschein kommt. Ein Mensch beispielsweise, der Jahre lang Angst hatte, nicht gut genug zu sein, wird nach Abbau dieser Angst die eigene Kraft umso deutlicher wahrnehmen. Und er wird diese Kraft intensiver spüren als eine Person, die diese Angst nie hatte.

Die Erfahrungen, die wir im Zusammenhang mit unseren Ängsten machen, sind essenziell für unsere Entwicklung. Letztendlich lernen wir über unsere Angst, was Liebe bedeutet: »Der Mensch braucht Gegensätze und eine Pulsation zwischen diesen Gegensätzen, um lernen zu können. So ist Angst als «Kontrastmittel» zur Liebe zu verstehen, nach der sich jede Seele zutiefst sehnt. Ohne Angst, ohne die bewusste oder unbewusste Auseinandersetzung mit den Archetypen der Angst, kann aber Sehnsucht nach Liebe nicht entstehen. Hierin liegt nach unserer Auffassung eine zentrale Bedeutung von Angst für den Menschen. Die sieben Archetypen der Angst als Erfahrungsbausteine eines jeglichen Menschenlebens sind unverzichtbar für seelische und psychische Lernprozesse.«[92]

Im Folgenden sehen wir uns an, wie die Eltern der Betroffenen diesen Spagat zwischen Liebe und Angst meistern können.

Das Leben der Eltern

Am Ende des zweiten Kapitels haben wir uns mit der Haltung beschäftigt, die Sie als Eltern Ihrem erkrankten Kind gegenüber einnehmen können. In diesem Abschnitt sehen wir uns an, welche Aspekte bei der Begleitung Ihres Kindes darüber hinaus noch wichtig sind.

So paradox es klingen mag: Am tiefgreifendsten unterstützen Sie Ihr Kind dadurch, dass Sie anfangen, gut für sich selbst zu sorgen. Das mag in einer Zeit, in der Ihr Kind lebensbedrohlich erkrankt ist, schwierig erscheinen, dennoch stellt es langfristig die effektivste Unterstützung dar. Der Grund dafür ist folgender: Kinder möchten ihre Eltern glücklich sehen und sind häufig bereit, nahezu alles dafür zu tun. Dieser Prozess läuft meist auf einer unbewussten Ebene ab und die Kinder merken nicht, wie sehr sie um das Wohlergehen ihrer Eltern besorgt sind. Unbewusst möchten sie auf keinen Fall glücklicher sein als die eigenen Eltern. Dadurch entsteht folgende Situation: Die Eltern sorgen sich in verstärktem Maße um ihr Kind und das Kind sorgt sich um die Eltern. Und keinem geht es gut damit.

In diesem Sinne ist es wichtig zu verstehen, dass jedes Familienmitglied die Verantwortung für seine Gefühle selbst trägt. Jeder hat ein Recht auf seine Gefühle und es ist daher kontraproduktiv und störend zu versuchen, einem anderen Menschen seine Gefühle schön zu reden oder auszureden: »Es gehört zu den schmerzlichen Lektionen des Lebens, sich einzugestehen und dem dann auch zuzustimmen, dass ein Mensch nicht die Macht hat, das Schicksal einer anderen Person zu verändern. [...] Dies schmerzt uns besonders bei den uns nahestehenden, uns lieben Menschen, wie unseren Eltern, Kindern, Partnern oder Freunden. Gerade weil wir sie lieben, möchten wir sie glücklich sehen. Genauer gesagt, sie in dem Zustand sehen, den wir für Glück halten. Denn die Vorstellung, die einer vom Glück hat, ist bei jedem anders. Was ich für Glück halte, kann für meinen Nächsten völlig uninteressant sein.«[93]

Am meisten ist Ihrem Kind daher gedient, wenn Sie die volle Verantwortung für Ihr eigenes Leben übernehmen – für Ihre Rolle als Mutter/Vater, als Partnerin/Partner, als Berufstätige/Berufstätiger, als Freundin/Freund – und wenn Sie diese Rollen authentisch und für Sie selbst erfüllend gestalten.

Nur indem Sie als Eltern die beste Version Ihrer selbst leben, gestatten Sie auch Ihrem Kind, dasselbe zu tun.

In diesem Sinne ist die Erkrankung eine Chance für alle Beteiligten, einen neuen Blick auf das eigene Leben zu werfen. Magersucht betrifft das ganze System, und Heilung wird umso tiefgreifender und schneller möglich, je mehr wir diese Tatsache anerkennen: »Keine andere Lebensphase mit Kindern konfrontiert die Eltern mehr mit sich selbst als die Pubertät: Mit den eigenen Stärken und Schwächen, nicht aufgelösten Ängsten und destruktiven Verhaltensmustern, der eigenen Ambivalenz, den großen und kleinen Kompromissen, die man seit der eigenen Pubertät eingegangen ist. Nicht nur die Jugendlichen haben Entwicklungsaufgaben zu bewältigen, ihre Eltern auch.«[94]

? An dieser Stelle können folgende Fragen für Sie als Eltern hilfreich sein:

- Wie zufrieden bin ich mit meinem Leben unabhängig von der Erkrankung meines Kindes?
- Was brauche ich, um mich in meinem eigenen Leben gut zu fühlen?
- Was macht mir selbst wirklich Freude in meinem Leben?
- Wie authentisch lebe ich meine Rolle als Frau/als Mann?
- Wie zufrieden bin ich in der Beziehung zu meinem Partner?
- Wie authentisch bin ich als Mutter/als Vater?
- Welche Erfahrung ermöglicht mir die Person, mit der ich am meisten Schwierigkeiten habe?
- Was könnte ich von dieser Person lernen?

Beidseitige Ablösung

Die Pubertät ist die Zeit, in der die Beziehung zwischen Eltern und Kindern eine neue Form annimmt. In diesem Zusammenhang kommt dem Prozess der Ablösung große Bedeutung zu. Wir haben bereits im ersten Kapitel gesehen, dass dieser Prozess in den betroffenen Familien meist mit großen Schwierigkeiten verbunden ist. Ein Grund dafür ist unter anderem, dass die meisten Betroffenen kein inneres Bild und keinerlei Vorstellung davon haben, wie diese Ablösung konkret aussehen soll. Wir werden uns daher im Folgenden ansehen, was Ablösung genau bedeutet und warum sie so wichtig ist. Betrachten wir zunächst die Ausgangssituation.

Die Klientinnen berichten häufig von starken Abhängigkeitsgefühlen, die mit großen Verlust- und Trennungsängsten einhergehen. Um eine Trennung in jedem Fall zu verhindern, orientieren sie sich an den Menschen, die sie lieben, und leben so gut es geht nach deren Wünschen und Vorstellungen. Es fällt ihnen schwer, eigene Entscheidungen zu treffen, da diese sich im Zweifelsfall als Fehler herausstellen könnten. Sie benötigen eine Instanz, die letztlich alle Entscheidungen absegnet und die Verantwortung dafür übernimmt. Hier entsteht innerhalb kürzester Zeit ein Teufelskreis: Die Eltern erleben ihr Kind als unselbstständig und trauen ihm daher nicht zu, Entscheidungen alleine zu treffen. Das Kind wiederum spürt dieses mangelnde Vertrauen und fühlt sich daher noch weniger in der Lage, für sich alleine zu stehen – was wiederum die Eltern in ihrem Vorgehen bestärkt.

Was bedeutet nun Ablösung? Ganz konkret bedeutet Ablösung, dass sich der Jugendliche aus der engen Bindung zu seinen nächsten Bezugspersonen – meist den Eltern – löst und im Gegenzug dazu vertrauensvolle Beziehungen zu Gleichaltrigen aufbaut. Dies kann schließlich zur Bereitschaft führen, sich an einen Partner zu binden.[95] Ablösung bedeutet aber gleichzeitig auch, dass die Eltern bereit sind, ihr Kind an dieser Stelle loszulassen.

Die starke Bindung, die in den ersten Lebensjahren zwischen Eltern und Kind aufgebaut wird, beruht auf Gegenseitigkeit: Nicht nur das Kind bindet sich an die Eltern und eventuell andere Bezugspersonen, auch diese engsten Bezugspersonen binden sich stark an das Kind. Die Ablösung muss demnach von beiden Seiten bewältigt werden.

Was bedeutet Ablösung für Menschen, die an Magersucht erkrankt sind?

Ablösung bedeutet, dass Du Dich auf den Weg machst, Dein eigenes Leben zu leben. Mit Deinen eigenen Werten und Deinen eigenen Entscheidungen. Und dem, was Dir Freude macht.

Hier kommt nun ein Beispiel aus dem Tierreich, das symbolisch beschreibt, was innere Ablösung bedeutet.

»Bären sind meist Einzelgänger, und so zieht auch die Bärenmutter ihre Jungen alleine auf. Meist sorgt sie sich um zwei Nachkömmlinge, die während der Sommermonate wie im Schlaraffenland leben. Sie tollen und spielen fast ununterbrochen. Die Bärenmutter sorgt für Nahrung und Sicherheit ihrer Abkommen. Irgendwann erkennt die Bärin, dass sie reif sind für ein eigenständiges Leben. Sie vertreibt ihre Jungen, die zunächst glauben, dass es sich um ein Spiel handelt. Nach kurzer Zeit suchen sie wieder die Nähe der Mutter. Diese verscheucht die beiden wieder, diesmal schon wesentlich aggressiver und nachdrücklicher. Die halb erwachsenen Bären scheinen die Welt nicht mehr zu verstehen, sind erschrocken und verwirrt über das Verhalten der Mutter. Sie suchen das Weite, kommen aber bald wieder zurück, um in der Nähe der Mutter zu sein. Diesmal werden sie mit wütendem Fauchen und schmerzhaften Tatzenhieben empfangen. Erst jetzt haben sie die Lektion gelernt und wagen nicht mehr, zur Mutter zurückzukehren. Diese ist dann meist wieder trächtig und muss in naher Zukunft erneut für Nachwuchs sorgen. Sie hat eine neue Aufgabe.«[96]

Wie können Sie als Eltern Ihre Kinder in diesem Prozess unterstützen? Dieser Weg wurde weiter oben bereits beschrieben: Am effektivsten unterstützen Sie Ihr Kind auf diesem Weg, indem Sie selbst ein erfülltes Leben führen und gut für sich sorgen. Eltern, die Vertrauen in ihr eigenes Leben haben, geben diese Zuversicht automatisch an ihre Kinder weiter.

Darüber hinaus ergibt es Sinn, Ihr Kind immer wieder in seiner Eigenständigkeit zu bestärken und es zu ermutigen, eigene Entscheidungen zu treffen – auch wenn sich diese im Nachhinein als Fehler herausstellen. Es geht darum, Fehler und Misserfolge nicht nur zu akzeptieren, sondern sie als wertvolle Erfahrungen auf dem eigenen Weg zu sehen. Wer hinfällt und wieder aufsteht, ist stärker als jemand, der nie hingefallen ist.

Warum ist es so wichtig, dass diese Ablösung tatsächlich erfolgt? Ablösung ist wichtig, um sicherzugehen, dass wir tatsächlich unser eigenes Leben führen. Wenn sich die Eltern weiterhin über das Kind definieren oder wenn umgekehrt das Kind weiterhin als oberste Entscheidungsinstanz die Eltern braucht, ist keine Ablösung erfolgt. Auch wenn das Kind den Eltern weiterhin den eigenen Wert beweisen möchte, ist es noch zu keiner Ablösung gekommen.

Gelingt der Ablösungsprozess nicht, sind die Betroffenen stark gefährdet, auch in ihrem weiteren Leben abhängige Beziehungsstrukturen zu leben – sei es mit dem Partner, mit den eigenen Kindern oder in der Arbeit: »Wenn die Ablösung und das Abstandnehmen des Sohnes oder der Tochter von seiner Mutter oder Vater nicht oder nur ungenügend stattgefunden hat, und diese sich weiterhin treu dieser ›unmöglichen Mission‹, ihre Eltern glücklich machen zu wollen, hingeben, kommt es in der Folge zu problematischen Verhaltensweisen – von beruflichen Misserfolgen angefangen, über Schwierigkeiten in der Partnerschaft oder die Unmöglichkeit, einen Lebenspartner zu finden, bis hin zu Krankheiten.«[97]

Es ist immer hilfreich, der Angst, eine geliebte Person loszulassen, mit dem Vertrauen zu begegnen, dass die Liebe auf Dauer nicht verloren geht, sondern nur eine andere Form annimmt. Ablösung bietet die Möglichkeit, eine Beziehung auf Augenhöhe entstehen zu lassen.

Kommunikation und Sprache

In der Gestaltung von Beziehungen spielt natürlich die Kommunikation eine sehr entscheidende Rolle. Wir werden uns im Folgenden auf die Kommunikation über Sprache konzentrieren, obwohl Kommunikation eigentlich sehr viel mehr umfasst: Wir kommunizieren über alles, was wir tun und was wir nicht tun – über unsere Art zu gehen oder Auto zu fahren, über unsere Hauseinrichtung, über unsere Kleidung, über unsere Gestik, über unsere Mimik, über unsere Körperhaltung, über unsere Sprache, über unser Schweigen … über alles. Jemand, der schweigend und mit hängenden Schultern in einer Ecke sitzt, kommuniziert ebenso deutlich wie eine Person, die sich angeregt mit drei weiteren Menschen unterhält. Alles, was wir tun oder nicht tun, sagt etwas aus und wirkt auf uns selbst und auf unser Umfeld zurück. Das macht uns zu schöpferischen Wesen. Sehen wir uns als Beispiel hierfür nun die Sprache an.

Die Wirkung der Sprache

»Worte und Gedanken: ein wechselseitiger Dialog. Es gibt kaum ein machtvolleres Werkzeug, um unsere Welt zu verändern. Kaum einen wertvolleren Gegenstand als ein Blatt Papier, auf dem sich schwarze Symbole zu etwas fügen, das Bestand haben wird.«[98]

Während meines Studiums habe ich mich sehr viel damit beschäftigt, wie wir die Wirklichkeit, die wir wahrnehmen, über unsere Sprache zum Ausdruck bringen. Am meisten fasziniert hat mich dabei die Tatsache, dass es nie nur eine Möglichkeit gibt, einen bestimmten Sachverhalt in Worte zu fassen, sondern unzählige. Am deutlichsten zeigt sich dies in Zeugenaussagen: Zehn Personen sehen den »gleichen« Sachverhalt und am Ende entstehen zehn völlig verschiedene Berichte. Hier sehen wir, dass Sprache eben kein passives in Worte fassen der Realität ist, sondern ein aktiver und kreativer Prozess.

Ein konkretes Beispiel an dieser Stelle ist die Situation in einer Familie, in der ein Mitglied an Magersucht erkrankt ist. Auch hier gibt es verschiedenste Möglichkeiten, diesen Sachverhalt sprachlich zu beschreiben:

- Ja, sie war schon immer unser Sorgenkind.
- So, jetzt müssen wir eben alle einmal in der Woche zur Familientherapie.
- Unser Leben ist zur Hölle geworden.
- Wir sind jetzt hier im Moment dabei, eine neue Form des Zusammenseins zu finden, mit der wir uns alle wohlfühlen.

An dieser Stelle werden zwei Dinge deutlich:

- Worte offenbaren immer die Haltung des Sprechers zu sich selbst, zu anderen Menschen und zum Leben an sich – und sagen damit sehr viel über diesen Sprecher aus.
- Sprache wirkt auf das eigene System und auf das System anderer Menschen zurück.

Sehen wir uns zunächst den ersten Punkt an. In allem, was wir sagen oder schreiben, bringen wir uns selbst zum Ausdruck – wir kehren sozusagen unsere inneren Prozesse nach außen. Jemand, der die Hölle in sich selbst erlebt, sieht sie auch im Außen und wird sie über die entsprechenden Worte zum Ausdruck bringen. Ein Mensch dagegen, der sich als Teil eines Systems wahrnimmt, in dem gemeinsam Veränderungen möglich sind, wird sich auf diese neue Perspektive konzentrieren und diese Perspektive in Worte fassen. Unsere Sprache sagt also mehr über uns aus, als wir uns dessen im Alltag oft bewusst sind.

Wer klar ist in seinen Wahrnehmungen, seinem Denken und seinem Fühlen, wird diese Klarheit auch in seiner Sprache zeigen. Ein Mensch dagegen, der sich in seinen inneren Kindanteil zurückgezogen hat und nun aus dieser Perspektive kommuniziert, wird die Verletzung dieser Anteile auch in seiner Sprache gespiegelt finden. Ein sehr lebensnahes Beispiel hierfür sind die sogenannten Pseudogefühle. Pseudogefühle setzen ein Täter-Opfer-Denken voraus und legen das Hauptaugenmerk auf eine weitere Person, die den Sprecher in diese für ihn schwierige Lage gebracht hat: »Ich bin verletzt/enttäuscht/manipuliert/missachtet/unter Druck gesetzt/übersehen«. Der Sprecher lässt hier über die Wahl seiner Worte durchscheinen, dass er sich in dieser Situation als Opfer wahrnimmt, das ohnmächtig und passiv zusieht, was mit ihm geschieht. Hier handelt es sich meist um die Perspektive des inneren Kindes. Im Gegensatz dazu beschreiben echte Gefühle das eigene Gefühl, ohne eine zweite Person dafür verantwortlich zu machen: »Ich bin erschöpft/traurig/ratlos/verzweifelt«. Sie stellen demnach meist eine Erwachsenenperspektive dar.

Warum ist diese Unterscheidung bedeutsam? Pseudogefühle haben die Tendenz, das darunterliegende echte Gefühl zu verschleiern. Damit verdecken sie auch das Bedürfnis, das dahintersteht. Wir werden weiter unten sehen, welche Wirkung sich daraus ergibt. Echte Gefühle dagegen führen sehr viel schneller zur Essenz des Problems und weisen – wie im vierten Kapitel beschrieben – auf das Bedürfnis hin, das bisher noch nicht erfüllt wurde.

Ein weiteres Beispiel in diesem Zusammenhang ist die Verwendung bestimmter Modalverben. Wer seinen Tag über eine Aneinanderreihung von »Ich muss«-Sätzen beschreibt (ich muss arbeiten/kochen/zum Sport/zur Bandprobe), zeigt damit, dass er die Verantwortung für seinen Tagesablauf abgegeben hat und sich von äußeren Umständen leiten lässt. Formuliert der Sprecher die entsprechenden Aussagen mit »Ich will« (ich will heute arbeiten/kochen/zum Sport/zur Bandprobe), kommt er dadurch als aktiv handelndes Subjekt zum Ausdruck.

Kommunikation beginnt also lange bevor wir überhaupt ein Wort sprechen. Sie beginnt bei unserer Haltung zu uns zu selbst, zu unseren Mitmenschen und zum Leben an sich.

Sehen wir uns nun den zweiten Punkt an: Sprache wirkt auf unser eigenes System und auf das System anderer Menschen. Worte sind nicht einfach nur Worte, die im Wind verpuffen. Vielmehr stehen sie wie unsichtbare Figuren im Raum und wirken auf die Realität, in der wir leben. Am Beispiel der Pseudogefühle wird dies sehr deutlich: Hier führen die Worte meist dazu, dass sich das Gegenüber angegriffen fühlt und beginnt, sich zu verteidigen. In Bezug auf das zweite Beispiel bestärken die Sätze mit »Ich will« den Sprecher in seiner Entscheidung, die »Ich muss«-Sätze ziehen ihn noch weiter in die passive Position hinein.

Wir haben die Wahl, unsere Geschichte selbst zu schreiben. Wir wählen unsere Worte und legen damit die Perspektive fest, die wir in Bezug auf eine bestimmte Situation einnehmen möchten. Wir entscheiden, welches Detail wir in den Vordergrund rücken und welches eher im Hintergrund bleibt.

Unsere Sprache schafft Realität und sie gibt die Richtung vor, in die wir gehen möchten. Daher lohnt es sich zu beobachten, was wir den ganzen Tag über sprechen. Den eigenen Weg zu finden bedeutet letztendlich auch, die eigene Sprache zu finden.

Über Deine Worte erschaffst Du Deine Wirklichkeit. Deine Sprache ist sehr viel mächtiger, als Du glaubst. Worte stärken Dein System, oder sie schwächen es. Was Du sagst und wie Du es sagst, ist daher von entscheidender Bedeutung. Über Deine Worte kannst du immer wieder Deine Schwächen in den Vordergrund rücken, oder Du stellst Dich ab heute in einem neuen Licht dar.

Worte sind wichtig, weil Dein ganzes System ihnen folgt.

Voraussetzungen guter Kommunikation

In den folgenden drei Abschnitten beschäftigen wir uns ausführlich mit dem Bereich der sprachlichen Kommunikation. Gute Kommunikation schafft Verbindung und lässt uns wahrnehmen, dass wir im Leben eines anderen Menschen bedeutsam sind. Im ersten Schritt sehen wir uns nun zunächst die Voraussetzungen guter Kommunikation an.

Echte Kommunikation beginnt immer mit der Wahrnehmung der eigenen Person. Nur wer sich selbst gut wahrnehmen kann, ist in der Lage, sich auch wirklich für andere Menschen zu öffnen. Auch aus diesem Grund ist es so wichtig, sich in sich selbst zentrieren zu können. Diese Fähigkeit wurde im vierten Kapitel beschrieben.

In diesem Zusammenhang ist es wichtig zu beobachten, aus welchem Anteil heraus gesprochen wird. Wer in wütendem und aufgebrachtem Zustand das Gespräch mit einer anderen Person sucht und sich danach beschwert, diese andere Person sei nicht freundlich genug gewesen, übersieht häufig den Beitrag, den er selbst zum Verlauf dieses Gesprächs geleistet hat. Die Wahrnehmung der eigenen Person bedeutet, die eigenen Motive, Gefühle, Erwartungen und Anliegen in Bezug auf dieses Gespräch zu kennen. Wie wir im vierten Kapitel gesehen haben, beeinflusst die Grundfrequenz, aus der heraus gesprochen wird, den Gesprächsverlauf in entscheidender Weise. Wie wir etwas sagen, ist daher mindestens ebenso wichtig wie der Inhalt einer sprachlichen Äußerung.

Echte Kommunikation setzt neben der Wahrnehmung der eigenen Person auch die bewusste Wahrnehmung des Gegenübers voraus. Dabei geht es vor allem um die Fähigkeit, sich in die Gefühle und Bedürfnisse eines anderen Menschen hineinzuversetzen und dieser Person wirklich zuzuhören. Jemandem wirklich zuzuhören bedeutet, mit der Aufmerksamkeit bei dieser Person zu bleiben und die eigenen Wünsche und Bedürfnisse für einen Moment zurückzustellen. Es bedeutet auch, die Situation und das Anliegen des Gegenübers wirklich zu erfassen, zu verstehen und auch zu fühlen.

In der Regel fällt es uns leicht, uns in eine Person einzufühlen, die ein Verhalten zeigt, dem wir grundsätzlich zustimmen. Schwieriger wird es, wenn wir versuchen, uns in eine Person einzufühlen, deren Verhalten wir ablehnen und das wir eigentlich dringend ändern möchten. Um hier empathisch sein zu können, ist es hilfreich, in einem ersten Schritt anzuerkennen, dass jeder Mensch das Recht hat, dort zu stehen, wo er im Moment steht – auch wenn er gerade stark untergewichtig ist. Solange die Person an diesem Zustand festhält, muss es dafür einen guten Grund geben. Dieser Grund liegt meist in einem Bedürfnis, das noch nicht erfüllt wurde. Sobald diese Person eine Möglichkeit gefunden hat, dieses Bedürfnis auf andere und gesunde Art und Weise zu erfüllen, wird sich in der Folge auch ihr Verhalten ändern.

In einem zweiten Schritt ist es sinnvoll, die eigene Wahrnehmung von den daraus entstehenden Interpretationen und Bewertungen zu trennen. Wir können uns nur dann wirklich in eine andere Person einfühlen, wenn es uns gelingt, die eigenen Interpretationen und Bewertungen beiseitezuschieben. Diese wertfreie Haltung ist wichtig, da jede Haltung auf den Empfänger wirkt und dessen Reaktionen beeinflusst. Menschen möchten nicht beurteilt oder belehrt werden. Sie möchten sich auf einer tiefen Ebene verstanden fühlen.

Sie können in diesem Zusammenhang eine einfache, aber sehr effektive Übung machen. Ein Familienmitglied (A) spricht für den Zeitraum von fünf Minuten und ein anderes Familienmitglied (B) hört zu. Person A spricht über alles, was für sie wesentlich ist, und sie darf in diesem festgelegten Zeitraum nicht unterbrochen werden. Person B versucht dabei, die andere Person möglichst gut wahrzunehmen und ihr wirklich zuzuhören. Nach diesem Zeitraum ergibt es Sinn, das Gesagte erst über eine gewisse Zeit wirken zu lassen, bevor Person B die Rolle des Sprechers übernimmt und Person A nur zuhört.

Eine große Meisterin des Zuhörens ist die Hauptfigur aus Michael Endes Buch »Momo«[99]. Der folgende Textausschnitt beschreibt diese Gabe auf sehr anschauliche Weise. Lesen Sie ihn bitte durch, bevor Sie diese Übung machen.

»Was die kleine Momo konnte wie kein anderer, das war: zuhören. Das ist nichts Besonderes, wird nun vielleicht mancher Leser sagen, zuhören kann doch jeder. Aber das ist ein Irrtum. Wirklich zuhören können nur ganz wenige Menschen. Und so wie Momo sich aufs Zuhören verstand, war es ganz und gar einmalig. Momo konnte so zuhören, dass dummen Leuten plötzlich sehr gescheite Gedanken kamen. Nicht etwa, weil sie etwas sagte oder fragte, was den anderen auf solche Gedanken brachte, nein, sie saß nur da und hörte einfach zu, mit aller Aufmerksamkeit und Anteilnahme. Dabei schaute sie den anderen mit ihren großen, dunklen Augen an und der Betreffende fühlte, wie in ihm auf einmal Gedanken auftauchten, von denen er nie geahnt hatte, dass sie in ihm steckten. Sie konnte so zuhören, dass rastlose oder unentschlossene Leute auf einmal ganz genau wussten, was sie wollten. Oder dass Schüchterne sich plötzlich frei und mutig fühlten. Oder dass Unglückliche und Bedrückte zuversichtlich und froh wurden. Und wenn jemand meinte, sein Leben sei ganz verfehlt und bedeutungslos und er selbst nur irgendeiner unter Millionen, einer, auf den es überhaupt nicht ankommt und der ebenso schnell ersetzt werden kann wie ein kaputter Topf – und er ging hin und erzählte alles das der kleinen Momo, dann wurde ihm, noch während er redete, auf geheimnisvolle Weise klar, dass er sich gründlich irrte, dass es ihn, genauso wie er war, unter allen Menschen nur ein einziges Mal gab und dass er deshalb auf seine besondere Weise für die Welt wichtig war.

So konnte Momo zuhören!«

Steine auf dem Weg

Kommunikationsprozesse sind hoch komplex und können an vielen Stellen scheitern. Wir alle wissen, wie schnell Gespräche entgleiten und wie viel Zeit und Energie es kostet, die Wogen hinterher wieder zu glätten. Sehen wir uns daher im Folgenden einige Hauptfallen in diesem Bereich an.

Missverständnisse beginnen häufig bereits damit, dass Menschen mit dem Laut- oder Schriftbild eines Wortes unterschiedliche Bedeutungen verbinden. Bei sehr konkreten Begriffen wie Filzstift oder Tisch ist dies noch weniger deutlich. Sobald es allerdings um abstrakte Begriffe wie beispielsweise Liebe, Respekt, Unterstützung oder Hilfe geht, wird ersichtlich, wie wenig wir davon ausgehen können, dass unser Gegenüber darunter dasselbe versteht wie wir selbst. Je komplexer die Thematik, desto wichtiger ist es daher, in der Lage zu sein, den Gesprächsverlauf aus einer übergeordneten Perspektive heraus zu betrachten und ihn gegebenenfalls zu korrigieren. Generell kann es hilfreich sein, an kritischen Punkten die Aussage des anderen mit eigenen Worten zu wiederholen, um sicherzugehen, dass man sein Gegenüber richtig verstanden hat.

Darüber hinaus entstehen viele Missverständnisse aufgrund der Tatsache, dass sich eine Äußerung aus sehr vielen verschiedenen Botschaften zusammensetzt. Der Empfänger der Nachricht erhält somit nicht eine klare und eindeutig decodierbare Botschaft, sondern ein ganzes Bündel möglicher Bedeutungen und er wählt – bewusst oder unbewusst – aus, auf welche dieser Botschaften er reagieren möchte.[100]

Nach Schulz von Thun enthält jede Äußerung vier verschiedene Botschaften:

- eine Sachbotschaft – damit teilt der Sender Sachinformationen mit
- eine Selbstkundgabebotschaft – damit stellt er sich selbst dar
- eine Beziehungsbotschaft – damit drückt er aus, wie er zum Empfänger steht
- eine Appellbotschaft – damit versucht er, Einfluss auf das Denken, Fühlen und Handeln des Empfängers zu nehmen

Hinzu kommen natürlich die mit einer Äußerung einhergehenden nonverbalen Botschaften wie Tonfall, Mimik, Gestik und Körperhaltung. Sie geben weitere Hinweise darauf, wie die Äußerung zu verstehen ist. Betrachten wir nun den Empfangsvorgang.

Entsprechend den vier Botschaften des Sendevorgangs hat der Empfänger vier verschiedene Ohren, um diese Botschaften zu hören:

- ein Sachohr – damit versucht der Empfänger, den Sachinhalt der Nachricht zu verstehen
- ein Selbstkundgabeohr – damit nimmt er den Menschen hinter den gesagten Worten wahr
- ein Beziehungsohr – damit versucht er herauszufinden, wie der Sprecher zu ihm steht
- ein Appellohr – damit hört er, wozu der Sprecher ihn aufgrund seiner Mitteilung bewegen möchte

Theoretisch hat der Empfänger nun bei jeder Äußerung die Wahl, auf welche der vier Botschaften er reagieren möchte. Praktisch ist allerdings bei den meisten Empfängern ein Ohr auf Kosten der anderen besonders gut ausgebildet.

Betrachten wir ein Beispiel: Die Mutter stellt eine Schale auf den Tisch und wendet sich mit folgenden Worten an ihre stark untergewichtige Tochter: »Hier steht ein Müsli.« Für gesunde Menschen mag diese Aussage völlig normal und harmlos erscheinen. Für ein an Magersucht erkranktes Kind ist diese Aussage schwierig. Um genauer zu verstehen, was hier passiert, sehen wir uns zunächst den Sendevorgang an.[101]

Auf der Sachebene ist diese Äußerung relativ einfach zu beschreiben: Es geht um eine Müslischale, die von der Mutter auf den Tisch gestellt wurde.

Die weiteren Botschaften erweisen sich als komplexer. So könnte die Mutter auf der Ebene der Selbstauskunft Folgendes übermitteln: »Ich bin in großer Sorge und beobachte, dass du heute noch nichts gegessen hast. Aus diesem Grunde habe ich das Müsli für dich zubereitet.«

Die zugrunde liegende Beziehungsbotschaft könnte sein: »Ich gehe davon aus, dass du von dir aus nichts essen würdest, deshalb übernehme ich hier die Führung.«

Damit verbunden wäre der folgende Appell: »Bitte iss jetzt dieses Müsli. Ich habe es extra für dich gemacht.«

Wenden wir uns nun dem Empfangsvorgang zu. Ein an Magersucht erkranktes Kind wird diese Äußerung kaum auf der Sachebene hören und ebenso wenig auf der Ebene der Selbstkundgabe. Stattdessen wird sie auf den in dieser Äußerung enthaltenen Appell und auf die Beziehungsbotschaft reagieren. Hier könnte bei der Tochter Folgendes ankommen: »Meine Mutter behandelt mich wie ein Kleinkind, dem die Essenszeiten vorgeschrieben werden und dem das Essen zubereitet wird.« Wenn die Tochter daraufhin wutentbrannt den Raum verlässt, dann deshalb, weil sie sich durch die Aussage der Mutter in die Ecke gedrängt, kontrolliert, herabgesetzt und bevormundet fühlt.

An diesem Beispiel wird deutlich, wie sehr Essen ein Beziehungs- und auch ein Machtthema ist – das haben wir schon im ersten Kapitel gesehen. Der beschriebene Konflikt entsteht hier nicht auf der Inhalts- oder Sachebene, sondern auf der Beziehungsebene. Inhaltliche Diskussionen, die sich nur um das Thema Essen drehen, führen daher selten zum Ziel, da es eigentlich um die Beziehungsverhältnisse geht, die geklärt werden müssten. Was macht die Klärung dieser Beziehungsverhältnisse in den betroffenen Familien so besonders schwierig?

Ein Kind, das immer mehr an Gewicht verliert, ruft bei den Eltern natürlicherweise ein behütendes und beschützendes Verhalten hervor. Dadurch verschieben sich die Beziehungsverhältnisse in der Familie, und die Kommunikation der Eltern erfolgt in erster Linie aus der Not heraus. Je weniger Essen die Betroffene zu sich nimmt und je größer die Angst bei den Umstehenden wird, desto mehr richtet sich das Hauptinteresse der Eltern – verständlicherweise – darauf, das Kind zu mehr Nahrungsaufnahme zu bewegen.

Dennoch zeigt die Erfahrung, dass es keinen Sinn ergibt, eine andere Person aus der eigenen Not heraus oder auf der Grundlage der eigenen Erfahrungen und Bedürfnisse zu beraten. In den meisten Fällen bewirken diese Einflussnahmen das Gegenteil und führen sehr schnell zu einer Verschlechterung des Krankheitsverlaufs. Die Betroffenen sind hier versucht, sich zu verteidigen, und so wird eine Diskussion in

Gang gesetzt, die mehr entzweit als verbindet. Obwohl diese Art von Kommunikation in hohem Maße destruktiv wirkt, wird die Auseinandersetzung meist nicht abgebrochen, da die Betroffenen die Distanz, die durch einen Kommunikationsabbruch entstehen würde, kaum aushalten können. Hier zeigt sich die oben beschriebene Abhängigkeit in der Sprache.

Allgemein können wir festhalten, dass folgende Punkte in der Kommunikation eher trennend wirken:

- moralische Urteile (»Du bist egoistisch.«)
- Schuldzuweisungen (»Wegen dir streiten wir uns jetzt schon wieder.«)
- jedes Recht haben wollen (»Gib jetzt zu, dass …«)
- Analysen (»Dein Problem, ist, dass …«)
- Vergleiche (»Person A macht das anders/besser.«)
- jegliches Kontrollieren der anderen Person
- Abwertung der Aussage des Gegenübers durch »Ja, aber …«
- Mauern und Abblocken von Gesprächen
- jede Art von Verachtung (Zynismus, Sarkasmus, Augenrollen)
- respektloser Humor
- Generalisierungen, Verzerrungen, Löschen von Aussagen

Auch Fragen können trennend wirken, wenn es sich nicht um echte Fragen handelt. Echte Entscheidungsfragen lassen beide Antworten »Ja« und »Nein« zu. »Möchtest du jetzt etwas essen?« im Sinne von »Es wird jetzt allerhöchste Zeit und ich akzeptiere kein Nein« ist daher nur formal eine Frage, von der Bedeutung her jedoch eine klare Aufforderung.

Auch hier geht es letztlich wieder um Bewusstsein. Je bewusster und klarer wir selbst in unserer Kommunikation sind, desto eher sind wir in der Lage, diese Stolpersteine zu umgehen. Der umgekehrte Fall gilt natürlich auch: Je heftiger und je unbewusster die Anteile und die Gefühle sind, mit denen wir als Sprecher in eine Kommunikation gehen, desto höher ist auch die Wahrscheinlichkeit, dass unser Gegenüber abweisend reagiert.

Kommunikation und Verbindung

Kommunikation kann an vielen Stellen scheitern. Sie kann aber auch an sehr vielen Stellen gelingen. Und sie gelingt immer dann, wenn wir über diese Kommunikation eine Verbindung zum anderen herstellen. In diesem abschließenden Kapitel werden wir uns daher mit der Frage beschäftigen, wie diese Verbindung zustande kommt und warum sie so wichtig ist.

Verbindung entsteht in erster Linie dann, wenn wir uns in dem zeigen, was wir sind und unsere Gefühle und Bedürfnisse offen und ehrlich zum Ausdruck bringen. So könnte die Mutter in der oben beschriebenen Situation beispielsweise sagen: »Ich sehe, wie du immer dünner wirst, und ich bin verzweifelt und völlig hilflos, weil ich dich liebe und nicht weiß, wie ich mit dieser Situation umgehen soll. Ich würde gerne verstehen, wie du dich fühlst. Könntest du mir einen Hinweis geben, wenn du darüber sprechen kannst?« Die Tochter muss sich daraufhin weder verteidigen noch rechtfertigen und so besteht die Möglichkeit, dass an dieser Stelle ein echter Dialog zustande kommt.[102]

Gute Kommunikation bietet uns die Möglichkeit, mehr über unser Gegenüber zu erfahren. Selbst wenn wir bereits seit einiger Zeit mit jemandem zusammenleben, haben wir letztendlich nicht wirklich eine Vorstellung davon, wie dieser Mensch die Welt wahrnimmt, wie er tatsächlich denkt und fühlt und welche Angst ihn auf tiefster Ebene bewegt. Im Eifer des Gefechts vergessen wir manchmal, dass hinter jedem Menschen zu jedem Zeitpunkt seine ganze Geschichte steht und damit all seine Erfahrungen und die Erfahrungen seiner Vorfahren.

Eine wesentliche Voraussetzung für ein offenes Gespräch und eine gute Verbindung ist, dass sich beide Gesprächspartner in dem, was sie sind, anerkannt und geschätzt fühlen. Wir möchten alle für die Menschen, die uns nahestehen, wertvoll sein und einen Unterschied im Leben dieser Menschen machen. Dieses Grundbedürfnis haben wir bereits mehrfach beschrieben und es ist auch hier von großer Bedeutung: Nur wenn wir uns in unserem Wert anerkannt fühlen, sind wir auch in der Lage, uns offen und aufrichtig mitzuteilen. Eine respektvolle und nicht bewertende Haltung macht es möglich, eine Verbindung zum anderen herzustellen und herauszufinden, was diesen Menschen wirklich ausmacht und welche Bedürfnisse und Gefühle ihn zu bestimmten Verhaltensweisen führen.

Verbindung gelingt also immer dann, wenn die Kommunikation auf Augenhöhe stattfindet und wenn die Würde beider Gesprächspartner gewahrt bleibt: »Die Anerkennung gleicher Würde von Erwachsenen und Kindern bringt uns sehr konkret und praktisch weiter. Wenn man als Erwachsener nicht weiß, wie man im Konfliktfall mit dem Kind reden soll, und immer wieder in seine alten Muster fällt, hilft Folgendes: Man schließt die Augen und stellt sich vor, man wolle zu einem sehr guten Freund oder einer guten Freundin sprechen, mit der man einen Konflikt hat. Die meisten Erwachsenen finden auf diese Weise eine neue Art, mit dem Kind zu reden.«[103]

Verbindung entsteht weiterhin durch Gesprächsinhalte, die etwas Essenzielles und Wesentliches zum Ausdruck bringen. In diesem Sinne kann verbindende Kommunikation auch bedeuten, nebeneinanderzusitzen und ganz ehrlich anzuerkennen, dass das Vertrauen, das man ursprünglich ineinander hatte, über die Jahre verloren gegangen ist. Nur so wird Entwicklung – und damit auch eine neue Beziehungserfahrung – möglich.

Welchen entscheidenden Vorteil hat diese Art von Kommunikation? Je tiefer wir eine andere Person in ihren Bedürfnissen, in ihren Ängsten und in ihrem Anliegen verstehen, desto weniger fremd erscheint sie uns. Das liegt daran, dass Menschen dieselben Grundbedürfnisse und dieselben Urängste haben. Selbst wenn uns das Verhalten eines Menschen fremd ist, können wir uns dennoch in dem Bedürfnis, das zu diesem Verhalten geführt hat, oder in seiner Angst mit diesem Menschen verbunden fühlen. Je tiefer die Ebene, auf der kommuniziert wird, desto mehr machen wir die Erfahrung, dass es im anderen nichts gibt, was sich nicht auch in uns selbst irgendwo finden ließe. Gute Kommunikation schafft Nähe und ist der Schlüssel zu erfüllten Beziehungserfahrungen.

? An diesem Punkt kann sich jedes Familienmitglied für sich selbst die folgenden Fragen stellen:

- An welchen Stellen wirkt meine Art zu kommunizieren eher trennend als verbindend?
- Was genau kann ich tun, um wieder mehr Verbindung entstehen zu lassen?

Leben ist Beziehung und Leben ist Kommunikation. In der Begegnung und Auseinandersetzung mit anderen Menschen erfährst Du Dich selbst – Deine Stärken und Deine Schwächen – und Du lernst Dich selbst besser kennen. Das passiert allerdings nur, wenn Du mutig genug bist, Dich auf Beziehungen einzulassen und Dich in dem zu zeigen, was Du bist. Nur dann bist Du ein echtes Gegenüber. Dies gilt sowohl für die Beziehung zu Deinen Familienangehörigen wie auch für die Beziehungen zu Freunden und Partnern.

Die Angst vor Beziehungen kannst Du nur in Beziehungen abbauen. Nur indem Du kritisiert wirst, kannst Du lernen, gut mit dieser Kritik umzugehen. Am besten lernst Du dies, indem Du mit Menschen zusammen bist, die sich trauen, Fehler zu machen, und die dann ganz souverän und konstruktiv mit Kritik umgehen können.

Auch im Hinblick auf Beziehungen ist es wichtig, dem Leben etwas Vertrauen entgegenzubringen und anzunehmen, dass all unsere Begegnungen in unserem Leben Sinn ergeben. Wir treffen auf bestimmte Menschen, um mit ihnen verschiedene Erfahrungen zu machen. Einige dieser Erfahrungen fühlen sich eher angenehm an, andere eher unangenehm. Und meist ist es so, dass wir gerade mit den Menschen, mit denen wir auf der persönlichen Ebene die größten Schwierigkeiten haben, auf der Ebene der Seele am meisten lernen wollen.

7 Die Verschiedenheit menschlicher Wege und Potenziale

»Sei du selbst. Denn alle anderen gibt es schon.«

Oscar Wilde

Den Abschluss dieses Buches bildet nun ein Kapitel, das mir persönlich sehr am Herzen liegt und das sich mit der Verschiedenheit der menschlichen Wege und Potenziale beschäftigt.

Jeder Mensch ist einzigartig und dafür gemacht, seinen eigenen Weg zu gehen. Je mehr wir unser eigenes Potenzial leben und das finden, was wirklich authentisch und wesentlich für uns ist, desto mehr Freude und Sinn erfahren wir und desto mehr können wir dieses Potenzial auch in die Gemeinschaft einbringen.

Jeder trägt seine ganz eigenen Ressourcen und Talente in sich, wenn er geboren wird. Manchmal werden diese Gaben schneller sichtbar, manchmal bleiben sie zunächst verborgen. Und häufig hätten wir gerne andere Talente als die, die wir mitbekommen haben – bis wir irgendwann im Laufe unseres Lebens feststellen, dass es doch genau die passenden sind.

Wir selbst können unsere eigenen Talente oft nicht erkennen, weil sie für uns ganz selbstverständlich sind. Daher sind es meist andere Menschen, die uns an diese Gaben erinnern.

Es war einmal eine alte chinesische Frau, die zwei große Schüsseln hatte, die von den Enden einer Stange hingen, die sie über ihren Schultern trug. Eine der Schüsseln hatte einen Sprung, während die andere makellos war und stets eine volle Portion Wasser fasste. Am Ende der Wanderung vom Fluss zum Haus der alten Frau war die andere jedoch immer nur noch halb voll. Zwei Jahre lang geschah dies täglich: Die alte Frau brachte immer anderthalb Schüsseln Wasser mit nach Hause. Die makellose Schüssel war natürlich sehr stolz auf ihre Leistung, aber die arme Schüssel mit dem Sprung schämte sich wegen ihres Makels und war betrübt, dass sie nur die Hälfte dessen verrichten konnte, wofür sie gemacht worden war.

Nach zwei Jahren, die ihr wie ein endloses Versagen vorkamen, sagte die Schüssel zu der alten Frau: »Ich schäme mich so wegen meines Sprungs, aus dem den ganzen Weg zu deinem Haus immer Wasser läuft.« Die alte Frau lächelte. »Ist dir aufgefallen, dass auf deiner Seite des Weges Blumen blühen, aber auf der Seite der anderen Schüssel nicht? Ich habe auf deiner Seite des Pfades Blumensamen gesät, weil ich mir deiner Besonderheit bewusst war. Nun gießt du sie jeden Tag, wenn wir nach Hause laufen. Zwei Jahre lang konnte ich diese wunderschönen Blumen pflücken und den Tisch damit schmücken. Wenn du nicht genauso wärst, wie du bist, würde diese Schönheit nicht existieren und unser Haus beehren.«

Asiatische Weisheit, Autor unbekannt

Wenn es um die Wahrnehmung von Gaben und Talenten geht, kommt natürlich insbesondere der Familie große Bedeutung zu. Hier wird eine wichtige Grundlage für das gelegt, was wir später im Leben als unseren Makel oder aber als unsere Gabe ansehen.

Wenn Sie möchten, können Sie nun zum Abschluss eine letzte und sehr besondere Übung machen. Es ist wichtig, dafür einen geeigneten Rahmen, einen passenden Ort und einen für alle Familienmitglieder stimmigen Zeitpunkt zu finden. Sie benötigen dafür eine gewisse Vorbereitungszeit, in der jeder in Bezug auf jedes andere Familienmitglied die folgenden Fragen beantwortet. Dabei ist es wichtig, sich tatsächlich auf Wesensmerkmale der anderen Person zu beziehen und nicht auf Äußerlichkeiten oder Fähigkeiten, die sich jemand erarbeitet hat. Es ergibt Sinn, sich eine kurze Notiz zu machen oder auch ganze Sätze aufzuschreiben.

? Hier sind die Fragen:

- Was macht diesen Menschen einzigartig?
- Warum ist dieser Mensch in unserer Familie wichtig?
- Was genau würde ohne ihn fehlen?

Wenn Sie einen passenden Rahmen für dieses Zusammensein gewählt haben und sich alle Familienmitglieder mit der Situation wohlfühlen, können Sie damit beginnen, eine Person zu finden, die gerne den Anfang machen möchte. Diese stellt dann für die erste Runde das Zentrum dar und alle anderen Familienmitglieder tragen nun der Reihe nach vor, was sie sich in Bezug auf diese Person notiert haben. Diese Person, die sich gerade im Zentrum befindet, soll das Gesagte dabei nicht nur hören und kognitiv verstehen, sondern auch spüren können.

Nach einer kurzen Pause kann ein anderes Familienmitglied in das Zentrum rücken und alle anderen tragen vor, was sie sich in Bezug auf diese Person notiert haben. So befinden sich nacheinander alle Familienmitglieder einmal im Zentrum und fühlen sich hoffentlich berührt von dem, was gesagt wurde.

Verbindung ist immer heilsam, und der Zusammenhalt in einer Familie wird umso stärker, je mehr sich jeder Einzelne in dem, was er ist, gesehen und geschätzt fühlt.

Ich wünsche Ihnen als Familie alles Liebe und freue mich sehr, wenn Sie Lust haben, mir von den Erfahrungen, die Sie mit diesem Buch gemacht haben, zu berichten.

8 Schritt für Schritt

Nun sind wir beim letzten Kapitel und damit am Ende unserer Reise angekommen. Ich hoffe, dass dieses Ende gleichzeitig der Beginn von etwas Neuem ist.

Jeder Weg aus der Erkrankung ist einzigartig – und jeder Weg braucht Zeit. Jeder Weg braucht eine Richtung – und ein klares Bewusstsein, um diese Richtung nicht wieder zu verlieren. Jeder Weg braucht Freude – und er braucht Menschen, die diesen Weg liebevoll begleiten und ein Umfeld schaffen, in dem sich die betroffene Person ermutigt, eingeladen und inspiriert fühlt, sich selbst und dem Leben eine neue Chance zu geben.

Heilung kann dabei auf verschiedenste Weise geschehen, wie Ilse Gschwend beschreibt: »Der Heilung ist es egal, wie man sie erlangt. [...] Sie kann auf so viele Arten passieren. Manchmal heilt einfach die Beziehung zwischen Menschen, die einander lieben und wertschätzen, manchmal hilft Kompensation im Beruf, eine innere Mission, der man sich verschrieben hat, ein Projekt, wandern, meditieren, das Praktizieren einer Religion, die Beziehung zu einem Tier.«[104]

Manchmal geschieht Heilung auf eine Art und Weise, die wir so nicht erwartet haben. Es lohnt sich, offen zu bleiben und dem Leben immer wieder neu mit Vertrauen zu begegnen.

Und irgendwann kommt dann der Punkt, an dem Du den Sinn sehen kannst: Du hast das Gefühl, wieder auf Deinem eigenen Weg zu sein, Du spürst, wie Dein Körper auftaut und die jahrelange Anspannung nachlässt. Du fängst an, Deinen eigenen Körper neu zu bewohnen. Und Du stellst fest, dass sich der Weg gelohnt hat, dass Du Dir Schritt für Schritt Dein eigenes Leben zurückerobert hast.

Dieses Gefühl wünsche ich Dir von ganzem Herzen.

Viele Betroffene haben eine Gewichtszunahme von zwanzig bis dreißig Kilogramm zu bewerkstelligen, um wieder ein normales Gewicht zu erreichen. Dieser Weg sieht zunächst – für alle Beteiligten – unendlich lang aus. Daher möchte ich Ihnen abschließend den folgenden Textausschnitt aus dem Buch »Momo« mit auf die Reise geben. Er handelt von Momos Freund – Beppo, dem Straßenkehrer – und ist für mich das passendste und schönste Schlusswort. [105]

Nach der Arbeit, wenn er bei Momo saß, erklärte er ihr seine großen Gedanken. Und da sie auf ihre besondere Art zuhörte, löste sich seine Zunge und er fand die richtigen Worte.

»Siehst du, Momo«, sagte er dann zum Beispiel, »es ist so: Manchmal hat man eine sehr lange Straße vor sich. Man denkt, die ist so schrecklich lang; das kann man niemals schaffen, denkt man.«

Er blickte eine Weile schweigend vor sich hin, dann fuhr er fort: »Und dann fängt man an, sich zu eilen. Und man eilt sich immer mehr. Jedes Mal, wenn man aufblickt, sieht man, dass es gar nicht weniger wird, was noch vor einem liegt. Und man strengt sich noch mehr an, man kriegt es mit der Angst, und zum Schluss ist man ganz außer Puste und kann nicht mehr. Und die Straße liegt immer noch vor einem. So darf man es nicht machen.«

Er dachte einige Zeit nach. Dann sprach er weiter: »Man darf nie an die ganze Straße auf einmal denken, verstehst du? Man muss nur an den nächsten Schritt denken, an den nächsten Atemzug, an den nächsten Besenstrich. Und immer wieder nur an den nächsten.« Wieder hielt er inne und überlegte, ehe er hinzufügte: »Dann macht es Freude; das ist wichtig, dann macht man seine Sache gut. Und so soll es sein.«

Und abermals nach einer langen Pause fuhr er fort: »Auf einmal merkt man, dass man Schritt für Schritt die ganze Straße gemacht hat. Man hat gar nicht gemerkt wie und man ist nicht außer Puste.« Er nickte vor sich hin und sagte abschließend: »Das ist wichtig.«

Dank

Mein herzlichster Dank geht abschließend:

... in erster Linie an meine Eltern und Großeltern: für all die Liebe und Kraft, die Ihr uns und unseren Kindern mit auf den Weg gegeben habt.

... an meine beiden Schwestern: für alles, was wir geteilt und zusammen erlebt haben.

... an meine Taufpatin Brigitte und ihre Familie: für die liebevolle Unterstützung auf meinem Weg.

... an Eva-Maria Boersch: für die vielen hilfreichen Gespräche und die wegweisende Empfehlung.

... an Erika Schäfer, Varda Hasselmann, Frank Schmolke, Johann Wagner und Wolfgang Bartolain: für alles, was ich bei Euch in vielen Ausbildungen gelernt habe, und was mein Leben zutiefst verändert hat.

... an Herrn Korselt: für die einfühlsame Begleitung über viele Jahre.

... an Sabine Kaspar, Alexandra Jahr, Trude Bachmaier und Christine Stefanowski: für unsere lange, ehrliche und wunderbare Freundschaft.

... an Peter und Gertrud: für den Zusammenhalt und den Frieden in unserer Familie.

... an Ute und Rudolf Schneider, Sven Heck, Verena König, Rainer Körner, Richard Neumeier, Klaus Wienert, Veit und Andrea Lindau, Reinhard Wirtz und Andrea Hartinger: für die besonderen Seminare, die ich bei Euch gemacht habe.

... an Andrea Kainz-Weinert und meine Mitstudentinnen an der Akademie für Homöopathie in Gauting im Jahr 2019, die meinen Vortrag zum Thema Magersucht so positiv aufgenommen haben, dass ich wenige Tage später begonnen habe, dieses Buch zu schreiben.

… an das Team des TRIAS Verlags, insbesondere an Celestina Filbrandt: für die angenehme Zusammenarbeit und das Vertrauen in mein Buch.

… natürlich an meine beiden Kinder: Danke, dass Ihr da seid. Ihr macht mein Leben unendlich reich.

Quellenangaben und Anmerkungen

1 Anorexie bedeutet eigentlich »Appetitlosigkeit«. Der Begriff – der sich mittlerweile fest etabliert hat – ist daher nicht ganz zutreffend, da die Betroffenen sehr wohl Hungergefühle verspüren.

2 www.bzga-essstoerungen.de

3 www.bundesfachverbandessstoerungen.de

4 Da von der Erkrankung vorwiegend das weibliche Geschlecht betroffen ist, habe ich für dieses Buch durchwegs die weibliche Anredeform verwendet.

5 Dilling H und Freyberger H J: ICD-10. Taschenführer zur ICD-10-Klassifikation psychischer Störungen. Bern: Hogrefe; 2016, S. 205

6 Diese aktive Form unterscheidet sich von der Bulimie insofern, dass die Essanfälle bei der Bulimie häufiger auftreten – mindestens zweimal pro Woche über einen Zeitraum von drei Monaten (vgl. Dilling H und Freyberger H J: ICD-10. Taschenführer zur ICD-10-Klassifikation psychischer Störungen. Bern: Hogrefe; 2016, S. 208)

7 Meist wird heute auch eine genetische Disposition in Betracht gezogen.

8 Am häufigsten ist die Störung bei heranwachsenden Mädchen und jungen Frauen im Alter von 15 bis 25 Jahren. Kinder vor der Pubertät und Frauen (insbesondere ab 40 Jahren) können ebenfalls betroffen sein. Tendenziell nimmt der Anteil an männlichen Klienten zu. Der in diesem Buch beschriebene Ansatz kann für alle Betroffenen hilfreich sein, egal welchen Alters und welchen Geschlechts.

9 Vgl. Largo R und Czernin M: Jugendjahre. Kinder durch die Pubertät begleiten. München: Piper Verlag; 2017, 5. Aufl., S. 222

10 Largo R und Czernin M: Jugendjahre. Kinder durch die Pubertät begleiten. München: Piper Verlag; 2017, 5. Aufl., S. 222

11 Bruch H: Der goldene Käfig. Das Rätsel der Magersucht. Frankfurt am Main: Fischer Verlag; 2010, 19. Aufl., S. 17

12 Bruch H: Der goldene Käfig. Das Rätsel der Magersucht. Frankfurt am Main: Fischer Verlag; 2010, 19. Aufl., S. 173

13 Gerlinghoff M: Magersüchtig. Eine Therapeutin und Betroffene berichten. Weinheim und Basel: Beltz Verlag; 2001, S. 50/51

14 Bei Betroffenen, die in regelmäßigen Abständen große Nahrungsmengen zu sich nehmen und diese anschließend erbrechen, sind diese Schuldgefühle noch verstärkt. Sie werten jeden Essensanfall als Versagen und schwächen dadurch ihr Selbstwertgefühl erneut. Somit entsteht ein Teufelskreis: Nach dem Erbrechen stellen sich die Schuldgefühle erneut ein und der nächste Essanfall ist schon vorprogrammiert.

15 Gerlinghoff M: Magersüchtig. Eine Therapeutin und Betroffene berichten. Weinheim und Basel: Beltz Verlag; 2001, S. 75

16 Bruch H: Der goldene Käfig. Das Rätsel der Magersucht. Frankfurt am Main: Fischer Verlag; 2010, 19. Aufl., S. 17

17 Gerlinghoff M: Magersüchtig. Eine Therapeutin und Betroffene berichten. Weinheim und Basel: Beltz Verlag; 2001, S. 59/60

18 Gerlinghoff M: Magersüchtig. Eine Therapeutin und Betroffene berichten. Weinheim und Basel: Beltz Verlag; 2001, S. 51

19 Vgl. Gerlinghoff M: Magersüchtig. Eine Therapeutin und Betroffene berichten. Weinheim und Basel: Beltz Verlag; 2001, S. 19

20 Gerlinghoff M: Magersüchtig. Eine Therapeutin und Betroffene berichten. Weinheim und Basel: Beltz Verlag; 2001, S. 61

21 Gerlinghoff M: Magersüchtig. Eine Therapeutin und Betroffene berichten. Weinheim und Basel: Beltz Verlag; 2001, S. 42

22 Bruch H: Der goldene Käfig. Das Rätsel der Magersucht. Frankfurt am Main: Fischer Verlag; 2010, 19. Aufl., S. 68

23 Vgl. Stahl S: Das Kind in dir muss Heimat finden. Der Schlüssel zur Lösung (fast) aller Probleme. München: Kailash Verlag; 2015, 13. Aufl., S.35ff und Gätjen E: Tischgespräche. Das systemische Konzept in der Ernährungsberatung. Stuttgart: Eugen Ulmer Verlag; 2019, S. 26/27

24 Gerlinghoff M: Magersüchtig. Eine Therapeutin und Betroffene berichten. Weinheim und Basel: Beltz Verlag; 2001, S. 66

25 Wardetzki B: Weiblicher Narzissmus. Der Hunger nach Anerkennung. München: Kösel-Verlag; 1991, 28. Aufl., S.113/114

26 vgl. Gätjen E: Tischgespräche. Das systemische Konzept in der Ernährungsberatung. Stuttgart: Eugen Ulmer Verlag; 2019

27 Diese Überlegungen stammen aus dem Artikel: Gätjen E: »Essen – ein Beziehungsthema« in: UGBforum 2/ 16, S. 62–64

28 Vgl. Gätjen E: »Essen – ein Beziehungsthema« in: UGBforum 2/ 16, S. 62–64

29 Vgl. Gätjen E: »Essen – ein Beziehungsthema« in: UGBforum 2/ 16, S. 62–64

30 Juul J: Essen kommen. Familientisch – Familienglück. Weinheim: Beltz Verlag; 2017, S. 182

31 Gätjen E: »Essen – ein Beziehungsthema« in: UGBforum 2/ 16, S. 64

32 Auf die genaue Funktionsweise unseres autonomen Nervensystems gehe ich im Kapitel »Die Weisheit des Körpers« ein.

33 Gerlinghoff M und Backmund H: Magersucht. Anstöße zur Krankheitsbewältigung. München: Deutscher Taschenbuch Verlag; 1994, S. 28

34 Die Begriffe »Geist« und »Seele« werden in verschiedenen Publikationen sehr unterschiedlich verwendet. Das folgende Zitat zeigt, wie komplex diese Zusammenhänge sind: »Wir haben gesehen, dass die Seele auch im Gegensatz zu vielen traditionellen Betrachtungen eine Fähigkeit zu haben scheint, sich als Geist oder als Verstand zu manifestieren. Das wird ein interessantes Thema für weitere Forschungsprojekte – ob Geist und Seele zweierlei sind oder ob der Geist eine Form ist, die die Seele annehmen kann.« (Beaumont Hunter, Auf die Seele schauen. Spirituelle Psychotherapie. München: Kösel-Verlag; 2013, 6. Aufl., S. 199)

35 Tolle E und Dyer W: The importance of being extraordinary. Der legendäre Dialog mit Wayne W. Dyer. Warum es wichtig ist, anders zu sein. Berlin und München: L.E.O. Verlag; 2014, S. 19/20

36 Beaumont H: Auf die Seele schauen. Spirituelle Psychotherapie. München: Kösel-Verlag; 2013. 6. Aufl., S. 197/198

37 Beaumont H: Auf die Seele schauen. Spirituelle Psychotherapie. München: Kösel-Verlag; 2013, 6. Aufl., S. 197

38 Tolle E und Dyer W: The importance of being extraordinary. Der legendäre Dialog mit Wayne W. Dyer. Warum es wichtig ist, anders zu sein. Berlin und München: L.E.O Verlag; 2014, S. 16

39 Wir kommen auf all diese Punkte im sechsten Kapitel »Erfüllte Beziehungen« zurück.

40 Die gleichen Überlegungen gelten dabei auch, wenn es nicht Ihr Kind ist, das an Magersucht erkrankt ist, sondern Ihre Partnerin.

41 Vgl. Holmes T und Holmes L: Reisen in die Innenwelt. Systemische Arbeit mit Persönlichkeitsanteilen. München: Kösel-Verlag; 2013, 4. Aufl.

42 Vgl. Holmes T und Holmes L: Reisen in die Innenwelt. Systemische Arbeit mit Persönlichkeitsanteilen. München: Kösel-Verlag; 2013. 4. Aufl., S. 93ff

43 Bourquin P: Heilung ist ein Raum. Über die Kunst der Psychotherapie. Darmstadt: Synergia Verlag; 2013. 2. Aufl., S.77/78

44 Stahl S: Das Kind in dir muss Heimat finden. Der Schlüssel zur Lösung (fast) aller Probleme. München: Kailash Verlag; 2015, 13. Aufl., S. 137

45 Hüther G: Bedienungsanleitung für ein menschliches Gehirn. Göttingen: Vandenhoeck & Ruprecht; 2018, 3. Aufl., S. 12

46 Vgl. D'Amicis F und Höfer P sowie Röckenhaus F: Das automatische Gehirn. Faszinierende Enthüllungen über unser Unterbewusstsein. Hamburg: Studio Hamburg Enterprises GmbH; 2013 (www.ardvideo-shop.de, letzter Zugriff: 16.04.2021)

47 Hüther G: Bedienungsanleitung für ein menschliches Gehirn. Göttingen: Vandenhoeck & Ruprecht 2018, 3. Aufl., S. 71

48 Stellmach L: Stark im Leben geborgen im Sein. Über den Körper zu sich selbst finden. München: Trinity Verlag; 2018, S. 278

49 Vgl. Pennington G: Bewusst leben. Psychologie für den Alltag. Augsburg: Lenzwald Verlag; 2017, 2. Aufl., S. 19

50 Hüther G: Bedienungsanleitung für ein menschliches Gehirn. Göttingen: Vandenhoeck & Ruprecht; 2018, 3. Aufl., S. 23

51 Vgl. Pennington G: Bewusst leben. Psychologie für den Alltag. Augsburg: Lenzwald Verlag; 2017, 2. Aufl.,· S. 23 ff

52 Gerlinghoff M: Magersüchtig. Eine Therapeutin und Betroffene berichten. Weinheim und Basel: Beltz Verlag; 2001, S. 51

53 Diese Übung stammt aus dem Buch von Pennington G: Bewusst leben. Psychologie für den Alltag. Augsburg: Lenzwald Verlag; 2017, 2. Aufl., S. 28/29

54 Schulz von Thun F: Miteinander reden: 1. Störungen und Klärungen. Allgemeine Psychologie der Kommunikation. Reinbek: Rowohlt Taschenbuch Verlag; 2019, 56. Aufl., S.81

55 Canfield J und Hansen M V: Das große Hühnersuppen-Lesebuch. Jubiläumsausgabe. München: Goldmann; 2005, 8. Aufl., S. 35

56 Brown B: Die Gaben der Unvollkommenheit. Bielefeld: Kamphausen; 2018, 7. Aufl., S. 122

57 In diesem Zusammenhang ist es hilfreich, sich mit der Thematik der transgenerationalen Traumatisierungen zu beschäftigen.

58 Bourquin P: Heilung ist ein Raum. Über die Kunst der Psychotherapie. Darmstadt: Synergia Verlag; 2013, 2. Aufl., S. 15

59 Hornbacher M: Alice im Hungerland. Leben mit Bulimie und Magersucht. Eine Autobiographie. Berlin: Ullstein Verlag; 2016, 5. Aufl., S. 64

60 Stellmach L: Stark im Leben geborgen im Sein. Über den Körper zu sich selbst finden. München: Trinity Verlag; 2018, S. 313/314

61 Tsültrim A: Den Dämonen Nahrung geben. Buddhistische Techniken zur Konfliktlösung. München: Arkana Verlag; 2009, 10. Aufl.

62 Stellmach L: Stark im Leben geborgen im Sein. Über den Körper zu sich selbst finden. München: Trinity Verlag; 2018, S. 78/79

63 Der Begründer dieser Methode ist der englische Naturheilpraktiker Robert St. John. Weitere Informationen finden Sie in folgendem Buch: Gruber-Keppler A: Sanfte Lichtarbeit am Fuß. Die Metamorphose. Schneckenlohe: Ryvellus; 2016, 4. Aufl.

64 Koch J: »Chill mal, Mama« in: Der Spiegel 44/2017, S. 109

65 Vgl. Kührt C und Wille N: Der kleine Jin-Shin-Jyutsu-Coach: Mit Heilströmen stark, ausgeglichen und selbstbewusst. Stuttgart: Trias 2019; Riegger-Krause W: Jin Shin Jyutsu. Die Kunst der Selbstheilung durch Auflegen der Hände. München: Irisiana Verlag; 2017, 5. Aufl.; Schlieske I: Japanisches Heilströmen. Altes Volkswissen zur Selbsthilfe. Hamburg: Rowohlt Verlag; 2019, 16. Aufl.; Stümpfig-Rüdisser T: Jin Shin Jyutsu. Die Kunst des Heilströmens erlernen. Aktivierung der Selbstheilungskräfte. Petersberg: Verlag Via Nova; 2016, 2. Aufl.

66 Bei der folgenden Darstellung handelt es sich um die Polyvagal-Theorie, die von Stephen Porges entwickelt wurde. (Vgl. Deb D: Die Polyvagal-Theorie in der Therapie. Den Rhythmus der Regulation nutzen. Lichtenau/Westfalen: G.P. Probst Verlag; 2019, 2. Aufl.)

67 Rosenberg S: Der Selbstheilungsnerv. So bringt der Vagus-Nerv Psyche und Körper ins Gleichgewicht. Kirchzarten bei Freiburg: VAK Verlag; 2019, 5. Aufl., S.56

68 Rosenberg S: Der Selbstheilungsnerv. So bringt der Vagus-Nerv Psyche und Körper ins Gleichgewicht. Kirchzarten bei Freiburg: VAK Verlag; 2019, 6. Aufl., S.56

69 Deb D: Die Polyvagal-Theorie in der Therapie. Den Rhythmus der Regulation nutzen. Lichtenau/Westfalen: G.P. Probst Verlag; 2019, 2. Aufl., S. 27

70 Deb D: Die Polyvagal-Theorie in der Therapie. Den Rhythmus der Regulation nutzen. Lichtenau/Westfalen: G.P. Probst Verlag; 2019, 2. Aufl., S. 24

71 Deb D: Die Polyvagal-Theorie in der Therapie. Den Rhythmus der Regulation nutzen. Lichtenau/Westfalen: G.P. Probst Verlag; 2019, 2. Aufl., S. 25

72 Vgl. Stellmach L: Stark im Leben geborgen im Sein. Über den Körper zu sich selbst finden. München: Trinity Verlag; 2018, S. 110ff

73 Vgl. Stellmach L: Stark im Leben geborgen im Sein. Über den Körper zu sich selbst finden. München: Trinity Verlag; 2018, S. 110ff

74 In diesem Zusammenhang ist folgendes Buch sehr lesenswert: Kondo M: Magic Cleaning. Wie richtiges Aufräumen Ihr Leben verändert. Reinbek: Rowohlt Verlag; 2017, 31. Aufl.

75 Schiftan D: Coming soon. Orgasmus ist Übungssache. München: Piper Verlag; 2018, 2. Aufl., S. 41/42

76 Gibran K: Der Prophet. Ostfildern: Patmos-Verlag; 2010, S. 34

77 Vgl. Kapitel »Die geistige und die seelische Ebene«.

78 Juul J: Schulinfarkt. Was wir tun können, damit es Kindern, Eltern und Lehrern besser geht. München: Kösel-Verlag; 2013, S. 118/119

79 Vgl. Hüther G: Etwas mehr Hirn, bitte. Eine Einladung zur Wiederentdeckung der Freude am eigenen Denken und der Lust am gemeinsamen Gestalten. Göttingen: Vandenhoeck & Ruprecht; 2015; Hüther G: Mit Freude lernen ein Leben lang. Göttingen: Vandenhoeck & Ruprecht; 2016

80 Robinson K und Aronica L: In meinem Element. Wie wir von erfolgreichen Menschen lernen können, unser Potenzial zu entdecken. München: Goldmann/Arkana; 20101. Sowohl in diesem Buch wie im folgenden finden Sie auch konkrete Anleitungen zu dieser Thematik: Robinson K und Aronica L: Begeistert leben. Die Kraft des Unentdeckten. Salzburg: Ecowin; 2014

81 Robinson K und Aronica L: In meinem Element. Wie wir von erfolgreichen Menschen lernen können, unser Potenzial zu entdecken. München: Goldmann/Arkana; 2010, S. 11/12

82 Robinson K und Aronica L: In meinem Element. Wie wir von erfolgreichen Menschen lernen können, unser Potenzial zu entdecken. München: Goldmann/Arkana; 2010, S. 22

83 Vgl. Largo R: Das passende Leben. Was unsere Individualität ausmacht und wie wir sie leben können. Frankfurt am Main: Fischer Verlag; 2017, 2. Aufl., S. 212ff

84 Robinson K und Aronica L: In meinem Element. Wie wir von erfolgreichen Menschen lernen können, unser Potenzial zu entdecken. München: Goldmann/Arkana; 2010, S. 38

85 Watzlawick, P: Vom Unsinn des Sinns oder Vom Sinn des Unsinns. München: Piper Verlag; 2019, 12. Aufl., S. 21

86 Gibran K: Der Prophet. Ostfildern: Patmos-Verlag; 2010, S. 45/46

87 Ein sehr lesenswertes Buch in diesem Zusammenhang ist: Heller J: So bin ich stark. Gut aufgestellt mit dem inneren Team. München: Kösel-Verlag; 2017

88 Juul J: Aggression. Warum sie für uns und unsere Kinder notwendig ist. Frankfurt am Main: Fischer Verlag; 2016, 5. Aufl., S. 33/34

89 Juul J: Aggression. Warum sie für uns und unsere Kinder notwendig ist. Frankfurt am Main: Fischer Verlag; 2016, 5. Aufl., S. 88/89

90 Pennington G: Bewusst leben. Psychologie für den Alltag. Augsburg: Lenzwald Verlag; 2017, 2. Aufl., S. 91

91 Vgl. Hasselmann V und Schmolke F: Die sieben Archetypen der Angst. Die Urängste des Menschen erkennen, verstehen und behandeln. München: Goldmann; 2009. 4. Aufl., S. 19

92 Hasselmann V und Schmolke F: Die sieben Archetypen der Angst. Die Urängste des Menschen erkennen, verstehen und behandeln. München: Goldmann; 2009, 4. Aufl., S.12

93 Bourquin P: Heilung ist ein Raum. Über die Kunst der Psychotherapie. Darmstadt: Synergia Verlag; 2013, 2. Aufl., S. 99

94 Largo R und Czernin M: Jugendjahre. Kinder durch die Pubertät begleiten. München: Piper Verlag; 2017, 5. Aufl., S. 271

95 Largo R und Czernin M: Jugendjahre. Kinder durch die Pubertät begleiten. München: Piper Verlag; 2017, 5. Aufl., S. 89/90

96 Röhr H-P: Wege aus der Abhängigkeit. Belastende Beziehungen überwinden. Ostfildern: Patmos Verlag; 2017, 3. Aufl., S. 28

97 Bourquin P: Heilung ist ein Raum. Über die Kunst der Psychotherapie. Darmstadt: Synergia Verlag; 2013, 2. Aufl., S. 58. Bärbel Wardetzki hat in ihrem sehr lesenswerten Buch Weiblicher Narzissmus. Hunger nach Anerkennung sehr anschaulich beschrieben, wie abhängige Beziehungsstrukturen in einer Partnerschaft aussehen und welche Konsequenzen sie haben können.

98 Pachl-Eberhart B: Wunder warten gleich ums Eck. Entdecke die kleinen Dinge, die den Alltag verzaubern. München: Integral Verlag; 2018, 2. Aufl., S. 67/68. Barbara Pachl-Eberhart hat im Jahr 2008 ihren Mann und ihre beiden Kinder durch einen Autounfall verloren. Heute gibt sie Schreibseminare.

99 Ende M: Momo oder Die seltsame Geschichte von den Zeit-Dieben und von dem Kind, das den Menschen die gestohlene Zeit zurückbrachte. Stuttgart: Thienemann-Esslinger Verlag; 2020, 13. Aufl., S. 16/17

100 Vgl. Schulz von Thun F: Miteinander reden: 1. Störungen und Klärungen. Allgemeine Psychologie der Kommunikation. Reinbek: Rowohlt Taschenbuch Verlag; 2019, 56. Aufl.

101 Die Ebene der nonverbalen Botschaften müssen wir dabei leider ausblenden.

102 Die Äußerung der Mutter ist hier nach den vier Schritten der gewaltfreien Kommunikation aufgebaut:
Schritt: beobachten ohne zu bewerten
Schritt: Gefühle wahrnehmen und ausdrücken
Schritt: Bedürfnisse zum Ausdruck bringen
Schritt: Bitte(n) formulieren

103 Juul J: Grenzen, Nähe, Respekt. Auf dem Weg zur kompetenten Eltern-Kind-Beziehung. Reinbek: Rowohlt Taschenbuch Verlag; 2018, 14. Aufl., S.2

104 Bourquin P: Heilung ist ein Raum. Über die Kunst der Psychotherapie. Darmstadt: Synergia Verlag; 2013, 2. Aufl., S. 117

105 Ende M: Momo oder Die seltsame Geschichte von den Zeit-Dieben und von dem Kind, das den Menschen die gestohlene Zeit zurückbrachte. Stuttgart: Thienemann-Esslinger Verlag; 2020, 13. Aufl., S. 40/41

Sachverzeichnis

P

R

S

T

U

W

Z

Empfehlungen von Judith Gottmann

Im Folgenden finden Sie weiterführende Anregungen

Buchtipps zum Weiterlesen / Verwendete Literatur

Bach E: Heile dich selbst: Die 38 Bachblüten. München: Goldmann Verlag; 1998, 12. Aufl.

Baer U und Frick-Baer G: Das große Buch der Gefühle. Weinheim: Beltz Verlag; 2017, 3. Aufl.

Beaumont H: Auf die Seele schauen. Spirituelle Psychotherapie. München: Kösel-Verlag; 2013, 6. Aufl.

Bourquin P: Heilung ist ein Raum. Darmstadt: Synergia Verlag; 2013, 2. Aufl.

Brogan K: Die Wahrheit über die weibliche Depression. Warum sie nicht im Kopf entsteht und ohne Medikamente heilbar ist. München: Goldmann Verlag; 2018

Brown B: Die Gaben der Unvollkommenheit. Bielefeld: Kamphausen; 2018, 7. Aufl.

Bruch H: Der goldene Käfig. Das Rätsel der Magersucht. Frankfurt am Main: Fischer Verlag; 2010, 19. Aufl.

Canfield J und Hansen M: Das große Hühnersuppen-Lesebuch. München: Goldmann; 2005, 8. Aufl.

D'Amicis F und Höfer P sowie Röckenhaus F: Das automatische Gehirn. Faszinierende Enthüllungen über unser Unterbewusstsein. Hamburg: Studio Hamburg Enterprises GmbH; 2013 (www.ardvideo-shop.de; letzter Zugriff: 3.5.2021)

Deb D: Die Polyvagal-Theorie in der Therapie. Den Rhythmus der Regulation nutzen. Lichtenau/Westfalen: G.P. Probst Verlag GmbH; 2019, 2. Aufl.

Dilling H und Freyberger H: ICD-10. Taschenführer zur ICD-10-Klassifikation psychischer Störungen. Bern: Hogrefe; 2016, 8. Aufl.

Ende M: Momo oder Die seltsame Geschichte von den Zeit-Dieben und von dem Kind, das den Menschen die gestohlene Zeit zurückbrachte. Stuttgart: Thienemann-Esslinger Verlag GmbH; 2020, 13. Aufl.

Enk P und Frieling T sowie Schemann M: Darm an Hirn! Der geheime Dialog unserer beiden Nervensysteme und sein Einfluss auf unser Leben. Freiburg im Breisgau: Herder Verlag; 2017

Frankenbach T: Somatische Intelligenz. Hören, was der Körper braucht. Burgrain: KOHA-Verlag; 2018, 4. Aufl.

Gätjen E: Essen – ein Beziehungsthema. In: UGBforum 2/ 16, S. 62–64

Gätjen E: Tischgespräche. Das systemische Konzept in der Ernährungsberatung. Stuttgart: Eugen Ulmer Verlag; 2019

Gerlinghoff M: Magersüchtig. Eine Therapeutin und Betroffene berichten. Weinheim und Basel: Beltz Verlag; 2001

Gerlinghoff M und Backmund H: Magersucht. Anstöße zur Krankheitsbewältigung. München: Deutscher Taschenbuch Verlag; 1994

Gibran K: Der Prophet. Ostfildern: Patmos-Verlag; 2010

Gruber-Keppler A: Sanfte Lichtarbeit am Fuß. Die Metamorphose. Schneckenlohe: Ryvellus; 2016, 4. Aufl.

Hasselmann V und Schmolke F: Die sieben Archetypen der Angst. Die Urängste des Menschen erkennen, verstehen und behandeln. München: Goldmann; 2009, 4. Aufl.

Heller J: So bin ich stark. Gut aufgestellt mit dem inneren Team. München: Kösel-Verlag; 2017

Holmes T und Holmes, L: Reisen in die Innenwelt. Systemische Arbeit mit Persönlichkeitsanteilen. München: Kösel-Verlag; 2013, 4. Aufl.

Hornbacher M: Alice im Hungerland. Leben mit Bulimie und Magersucht. Eine Autobiographie. Berlin: Ullstein Verlag; 2016, 5. Aufl.

Hüther G: Etwas mehr Hirn, bitte. Eine Einladung zur Wiederentdeckung der Freude am eigenen Denken und der Lust am gemeinsamen Gestalten. Göttingen, Vandenhoeck & Ruprecht; 2015

Hüther G: Mit Freude lernen ein Leben lang. Göttingen: Vandenhoeck & Ruprecht; 2016

Hüther G: Bedienungsanleitung für ein menschliches Gehirn. Göttingen, Vandenhoeck & Ruprecht; 2018, 3. Aufl.

Jesper J: Aggression. Warum sie für uns und unsere Kinder notwendig ist. Frankfurt am Main: Fischer Verlag; 2016, 5. Aufl.

Jesper J: Essen kommen. Familientisch – Familienglück. Weinheim: Beltz Verlag; 2017

Jesper J: Schulinfarkt. Was wir tun können, damit es Kindern, Eltern und Lehrern besser geht. München: Kösel-Verlag; 2013

Juul J: Grenzen, Nähe, Respekt. Auf dem Weg zur kompetenten Eltern-Kind-Beziehung. Reinbek: Rowohlt Taschenbuch Verlag; 2018, 14. Aufl.

Jung M: Seele-Sucht-Sehnsucht. Abhängigkeiten im Alltag: Wege zur Klarheit. Lahnstein, emu-Verlag; 2011, 5. Aufl.

Koch J: »Chill mal, Mama« in: Der Spiegel 44/2017, S. 109–14

Kondo M: Magic Cleaning. Wie richtiges Aufräumen ihr Leben verändert. Reinbek: Rowohlt Verlag; 2017, 31. Aufl.

Largo R: Das passende Leben. Was unsere Individualität ausmacht und wie wir sie leben können. Frankfurt am Main: Fischer Verlag; 2017, 2. Aufl.

Largo R und Czernin M: Jugendjahre. Kinder durch die Pubertät begleiten. München: Piper Verlag; 2017, 5. Aufl.

Levine P: Sprache ohne Worte. Wie unser Körper Trauma verarbeitet und uns in die innere Balance zurückführt. München: Kösel-Verlag; 2013, 5. Aufl.

Pachl-Eberhart B: Wunder warten gleich ums Eck. Entdecke die kleinen Dinge, die den Alltag verzaubern. München: Integral Verlag; 2018, 2. Aufl.

Pennington G: Bewusst leben. Psychologie für den Alltag. Augsburg: Lenzwald Verlag; 2017, 2. Aufl.

Riegger-Krause W und Jin Shin J: Die Kunst der Selbstheilung durch Auflegen der Hände. München: Irisiana Verlag; 2017, 5. Aufl.

Robinson K und Aronica L: In meinem Element. Wie wir von erfolgreichen Menschen lernen können, unser Potenzial zu entdecken. München: Goldmann/Arkana; 2010

Robinson K und Aronica L: Begeistert leben. Die Kraft des Unentdeckten. Salzburg: Ecowin; 2014

Röhr H-P: Wege aus der Abhängigkeit. Belastende Beziehungen überwinden. Ostfildern: Patmos Verlag; 2017, 3. Aufl.

Rosenberg S: Der Selbstheilungsnerv. So bringt der Vagus-Nerv Psyche und Körper ins Gleichgewicht. Kirchzarten bei Freiburg: VAK Verlags GmbH; 2019, 6. Aufl.

Schäfer E I: Der Sinn von allem was einst war. Das holographische Modell der Regressionstherapie. Roßdorf: Synergia; 2016

Schiftan D: Coming soon. Orgasmus ist Übungssache. München: Piper Verlag; 2018, 2. Aufl.

Schlieske I: Japanisches Heilströmen. Altes Volkswissen zur Selbsthilfe. Hamburg: Rowohlt Verlag; 2019, 16. Aufl.

Schulz von Thun F: Miteinander reden: 1. Störungen und Klärungen. Allgemeine Psychologie der Kommunikation. Reinbek: Rowohlt Taschenbuch Verlag; 2019, 56. Aufl.

Sellin R: Wenn die Haut zu dünn ist. Hochsensibilität – vom Manko zum Plus. München: Kösel-Verlag; 2014, 9. Aufl.

Stahl S: Das Kind in dir muss Heimat finden. Der Schlüssel zur Lösung (fast) aller Probleme. München: Kailash Verlag; 2015, 13. Aufl.

Stellmach L: Stark im Leben geborgen im Sein. Über den Körper zu sich selbst finden. München: Trinity Verlag; 2018

Stümpfig-Rüdisser T und Jin Shin J: Die Kunst des Heilströmens erlernen. Aktivierung der Selbstheilungskräfte. Petersberg: Verlag Via Nova; 2016, 2. Aufl.

Tolle E und Dyer W: The importance of being extraordinary. Der legendäre Dialog mit Wayne W. Dyer. Warum es wichtig ist, anders zu sein. Berlin und München: L.E.O Verlag; 2014

Tsültrim A: Den Dämonen Nahrung geben. Buddhistische Techniken zur Konfliktlösung. München: Arkana Verlag; 2009, 10. Aufl.

Wardetzki B: Weiblicher Narzissmus. Der Hunger nach Anerkennung. München: Kösel-Verlag; 1991, 28. Aufl.

Watzlawick P: Vom Unsinn des Sinns oder Vom Sinn des Unsinns. München: Piper Verlag; 2019, 12. Aufl.

Wilber K und Patten T sowie Leonard A und Morelli M: Integrale Lebenspraxis. Körperliche Gesundheit. Emotionale Balance. Geistige Klarheit. Spirituelles Erwachen. Ein Übungsbuch. München: Kösel-Verlag; 2015, 4. Aufl.

Internetadressen

www.bundesfachverbandessstoerungen.de

www.bzga-essstoerungen.de

Gottmann

Magersucht überwinden